U0395678

解困惑

教应对

医院检查百问百答

张 琼 苏 伟 主编

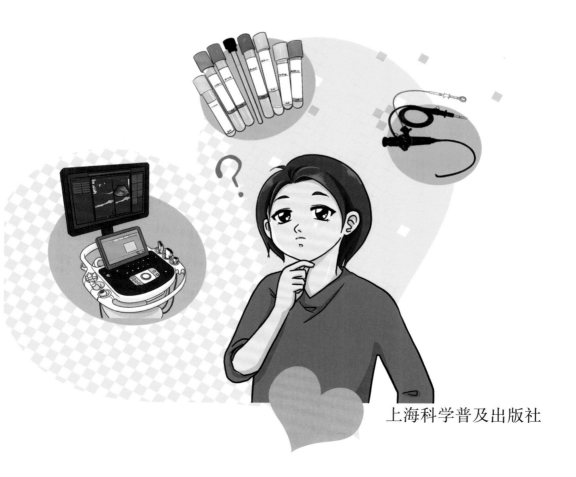

上海科学普及出版社

图书在版编目（ＣＩＰ）数据

解困惑　教应对：医院检查百问百答 / 张琼主编 .
上海：上海科学普及出版社 , 2024. 12. -- ISBN 978-7-
5427-8913-6

Ⅰ . R194.3-44

中国国家版本馆 CIP 数据核字第 202420DM46 号

责任编辑：胡　伟

解困惑　教应对——医院检查百问百答

张琼　苏伟　主编

上海科学普及出版社出版发行

（上海中山北路832号　邮政编码200070）

http://www.pspsh.com

各地新华书店经销　　广东虎彩云印刷有限公司印刷

开本889×1194　　1/16　　印张15　　字数250 000

2024年12月第1版　2024年12月第1次印刷

ISBN 978-7-5427-8913-6　　　定价：58.00元

序言

随着科技的飞速发展，医学检查手段日新月异，为患者提供了更为精准、便捷的诊断方式。在面对新检查技术时，患者常常心存疑虑。通过科普，我们可以帮助患者及家属了解这些新技术背后的科学原理、临床应用与价值，从而增强他们对检查的信心与配合度。当前许多检查不仅关注疾病本身，还着眼于患者的整体健康状况与生活质量。通过科普，我们可以传递更多关于预防、康复与自我保健的知识，帮助患者在治疗过程中获得更全面的照护，这也是我推荐这本实用指南《解困惑 教应对——医院检查百问百答》的原因。

本书由我们的老年护理团队共同编写，她们以其丰富的专业知识和临床经验，带领读者深入了解医院内各种检查的准备、过程和后续处理。本书详细介绍了检查前的注意事项，提供了饮食、药物、穿着等方面的指导，帮助患者做好充分的准备。对于检查过程，作者以简洁明了的语言描述了各类检查的操作步骤和可能遇到的问题，让患者对未知的医疗过程有更加清晰的认识。而在检查后，本书提供了详尽的护理和康复建议，使患者能够更好地进行自我照顾和恢复。

总的来说，《解困惑 教应对——医院检查百问百答》是一本集知识性、实用性、人文关怀于一体的优秀读物。我衷心希望这本书能够帮助广大患者更好地了解医院检查的全过程，为他们的健康之旅提供有力的支持。对于护理工作人员来说，这也是一本极具参考价值的工具书，有助于提升服务质量，更好地满足患者的需求。

张玉侠

2024 年 3 月

编者的话

　　我是一名工作在平凡护理岗位上的护士长，在我的职业生涯中，一直在探索如何才能更有效地为人们传播医学知识。在工作中我认识到，尽管医学知识是复杂的，理解起来有一定的难度，但如果能找到一种易于理解且吸引人的方式来传递这些信息，就可以帮助人们更轻松地获取与健康有关的医学常识。

　　随着医疗技术的快速发展，辅助医疗诊断的检查项目也越来越多。每天都有来院就诊的患者进行各种各样的检查，在此过程中，我们经常会遇到因检查前准备工作不充分、检查过程中各种原因导致的无法进行配合，最终使检查失败或检查结果不理想的情况。而有些患者因缺乏相关的医学知识，误读检查结果，导致心理承受巨大压力。作为与患者接触最密切的护士，我们也了解到患者对特殊检查知识的迫切需求，因此我萌生了一个念头：写一本与检查有关的科普书籍。从患者的视角出发，通过通俗易懂的文字、简单明了的配图，将我们多年积累的临床经验和知识告诉更多有需要的人。

　　最初编写这本书时面向的阅读主体是年长者，用以减少老年患者对医院检查的迷茫和畏惧，从而缩短检查时间，避免检查意外的发生，减轻患者负担，避免医疗资源的浪费，帮助患者提高检查的成功率。但在编写过程中，我们发现对所有人群来说，都很需要这样一本带有护理经验和视角的检查指南。这本书的内容涵盖了医院检查的各个方面，包括最常见的抽血化验、心电图、CT、彩超等，也有像胃肠镜、睡眠监测、冠脉造影等比较复杂的特殊检查。本书用通俗易懂的语言，解释复杂的医学术语和技术，配以简单明了的插图，使读者能更好地理解和应用。此外，书中还分享了一些实用的经验和建议，来帮助人们更顺利地完成各种检查。

为了保证书籍的科学性和严谨性，我对各种检查的细节进行了深入研究，并查阅了大量的文献和资料。这包括理解每项检查的目的、执行步骤以及可能出现的各种意外情况等方面，目的是能够将这些专业知识转化为易于理解的语言，让读者能轻松获取并掌握相关信息。然而，仅仅了解这些信息还不够，还需要确保所提供的所有信息都是准确且实时更新的。因为医学领域的发展非常迅速，检查项目推陈出新，检查技术不断改进，必须时刻关注最新的临床检查进展，及时调整和更新我的知识库，才能保证所传递的信息是准确的、是具参考价值的。这个创作过程虽然充满挑战，但也充满了乐趣。

在创作本书的旅程中，我得到了多方的大力支持和帮助。我的同事、领导，以及那些对我创作提供了宝贵建议和指导的专家们，都是我无法忽视的重要支持者。他们的专业知识和丰富经验，使我能够准确而深入地解释那些复杂的医学术语及概念，帮助我顺利完成书稿。在这里，我要特别感谢顾建英书记、张玉侠主任和苏伟科护士长对本书的鼎力相助、扶持；感谢那些参与本书编写的老师们，花佩、袁依雯、李明、沈军、潘春凤、高冰馨、董春琼、相晔、卢雪凤、汤丰榕等，是她们毫无保留地将自己的经验分享给大家，使本书成为了一本较全面讲述各项检查知识的科普书籍；感谢黄悦蕾为本书绘制插图，从而大大提升了本书的可读性；感谢李晶晶对书稿内容进行的校对，确保了文章内容的准确性和质量。还要感谢我的家人在我创作上的支持，特别是我的爱人蒋炜，他在技术和精神上都给了我很大的帮助。感谢上海市徐汇区科普创新项目"老小孩轻松通关医院检查系列科普推广活动"（项目编号：xhkp-HM-2023003）对我出版本书的资助。

　　在短短数月，利用业余时间完成一本科普书籍的创作，这个过程是辛苦、劳累的，但也带给了我巨大的收获。我希望通过我们的努力，能让这本书成为患者的良师益友，让更多的人群了解医院的各项检查，解除困惑，轻松应对，为人们的健康生活助力。

张琼

2024 年 12 月于上海

编委会

主　编

张　琼　苏　伟

副主编

黄悦蕾　李晶晶

插图

黄悦蕾

参编人员

花　佩　袁依雯　李　明　沈　军　潘春凤

高冰馨　董春琼　相　晔　汤丰榕　卢雪凤

目录

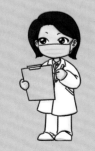

目录

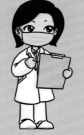

目录

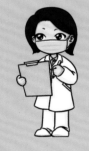

目录

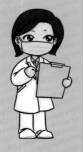

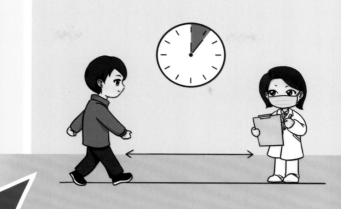

第一章 常规检查

第一节　一般血液检测

一、什么是血液检测？

血液检测是一项常规的医学检查方法，通过抽取和分析血液样本，来获取个体健康状态和疾病情况。

血液检测可分为一般血液检测、溶血性贫血的实验室检测、骨髓细胞学检测、血型鉴定与交叉配血试验，其中一般血液检测是医院最常见的"三大常规检验"项目之一。

一般血液检测包含有血常规、血液生化、肿瘤标志物、凝血功能、免疫、风湿、甲状腺功能、微量元素等项目的检查。

二、为什么要做血液检测呢？

当我们的身体出现不适，到医院就诊时，医生常建议我们先抽血进行检验，以此来初步判断我们的身体是否出现了问题。

（一）什么情况下需要做血液检测呢？

1. 健康体检：通过血液检测可以了解我们身体的整体健康状况，检查内容包括血常规、肝肾功能、血糖、血脂等方面。

2. 疾病筛查：某些疾病在早期可能没有明显的症状，通过血液检测可以筛查出潜在的风险，如贫血、糖尿病、高血脂等。

3. 诊断疾病：怀疑存在感染性疾病、免疫系统疾病、血液系统疾病等时，进行血液检测可以为医生提供诊断依据。

4. 监测治疗效果：对于已经确诊的患者，通过血液检测可以监测治疗效果和病情变化，如化疗后的肿瘤患者、糖尿病患者等。

5. 评估身体状况：在进行某些手术或特殊治疗前，需要进行血液检测以评估患者的身体状况，如手术前的凝血功能检查、献血前的血液传染病检查等。

（二）血液检测需要定期做吗？

是否需要定期进行血液检测，主要取决于受检者的身体状况和病情变化。

对于健康人群，血液检测作为常规体检的检验项目之一，可以及早发现潜在的健康问题，避免病情恶化，同时也可以及时纠正营养不良等问题。

对于已经患有某些疾病者，医生可通过定期的血液检测，来监测疾病的发展和治疗效果，以便及时调整治疗方案。

另外，在某些特定情况下，如怀孕、服用药物或接触有害物质等，建议进行定期的血液检测，以确保母婴健康和监测身体对药物或有害物质的反应。

（三）什么情况下不宜做血液检测呢？

通常情况下无特殊禁忌，能配合采血者都可以。但需要在采血前向医生说明自己的身体状况或正在服用的药物，以便医生对检验结果做出正确的判断。

（四）做血液检测有风险吗？

没有，血液检测是安全的，对我们的身体不会造成危害。由于需要抽取一定量的血液，可能会使某些受检者出现精神紧张、晕针或者晕血等不适。不过，这种情况通常比较轻微，而且在采血前会进行必要的告知和做好相应的准备，因此不必太过担忧。

三、如何配合血液检测？

（一）采血前我们需要做些什么准备呢？

1. 采血前需要空腹吗？

是否需要空腹，是根据检测项目来决定的。

需要空腹的检测项目有：肝功能、血糖、肾功能、血脂、血黏度等，需要从采血前一天晚十点后不吃任何食物，十二点后不喝水，至第二天早上不吃早饭到医院进行采血。如果没有空腹可能会导致检验误差，影响医生的判断，从而影响对疾病的治疗。

不需要空腹的检测项目有：血常规、甲状腺功能，餐后血糖、凝血功能、肿瘤标志物、免疫检查等，不空腹既不会影响检验结果，也不会影响治疗。

同时需要注意的是，采血前最好避免高脂肪、高蛋白或太油腻的食物，避免浓茶、咖啡和饮酒，以免对结果产生影响。

2. 采血前可以吃药吗？

需要空腹采血前不能服药，以免影响检验结果，待采完血后再服药；而不需要空腹采血的，则可以正常服药。

3. 为什么采血前不能剧烈运动呢？

因为激动的情绪会影响到一些血液成分浓度的变化，因此采血前应避免剧烈运动，保持常态活动，同时要保证充足的睡眠。稳定情绪，避免因恐惧造成血管收缩，增加采血困难。采血前应静坐 15 分钟后再采血。

4. 采血前对个人着装有什么特殊要求吗？

采血时最好穿着宽松的衣服，尤其是衣袖不要过紧，方便露出上臂进行采血。

5. 会晕血、晕针可以采血吗？

可以的，但需要提前告知采血护士，采血时可以闭上眼睛不看，或是转移注意力，同时可以随身携带些糖果或巧克力。

在进行采血前，最好向医护人员或医疗机构咨询相关注意事项和要求。

（二）采血过程中我们应该如何配合呢？

血液采集是由专业的医护人员进行，受检者不用担心，好好配合就行！采血过程中如有任何不适，应及时告知医护人员。

1. 采血时取什么样的体位呢？

通常情况下，门诊采血取坐位，病房采血大多取卧位，采血时体位应保持相对固定。

2. 一般会选择什么部位进行采血呢？

通常情况下，成年人多选择前臂肘部静脉，其次是手背静脉，足背静脉较少见，婴幼儿可选择拇指或足跟。

3. 抽取多少血量才算合适？抽多了会对我们的身体造成危害吗？

采血量的多少需要根据检测项目来确定，目前很多大医院都采用无菌

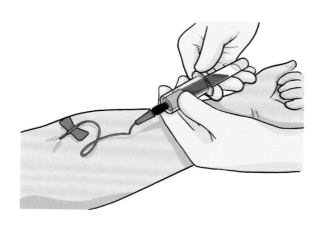

真空采血试管进行血液采集。通常进行血液检测的采血量是我们身体可以耐受的，不会影响身体健康，对人体没有危害。

　　4. 为什么采一次血需要五颜六色很多根试管？只用一根试管不行吗？

　　当然不可以，不同的检测项目对采集血液标本的要求会有所不同。因此，我们所看到的五颜六色的采血试管，是以不同的颜色代表不同的管内添加剂种类和检测用途。

　　（1）紫色头试管：为 EDTA 抗凝管，常用于血常规、糖化血红蛋白等的检测。

　　（2）蓝色头试管：为血凝管，内含枸橼酸钠抗凝剂，主要用来检测凝血功能。

　　（3）黄色头试管：为血清分离管，内含有惰性分离胶和促凝剂，主要用于快速血清生化、电解质、甲状腺功能、药物检测、艾滋病检测、肿瘤标志物、病原体核酸、病毒检测、血清免疫学等的检测。

　　（4）红色头试管：为干燥管，不含任何添加剂或抗凝剂，主要用于血清生化、免疫学等检测。

　　（5）绿色头试管：为肝素抗凝管，内含肝素钠或肝素锂，常用于血氨、血流变、微量元素的检测。

　　（6）灰色头试管：内含草酸钾或氟化钠，可防止血糖降解，一般用于血

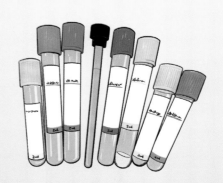

糖检测。

（7）白色头试管：内含 EDTA 冻干喷雾，主要用于分子检测。

因此，为了确保检测结果的准确性和可靠性，不能随意合并血液检测项目或减少采血量。另外，不同的医疗机构，血液检测项目所使用的采血试管也会有些微不同。

（三）采血后我们需要注意些什么呢？

采血后，迅速在穿刺处进行局部按压，持续 3 ~ 5 分钟，可适当抬高采血部位。切勿揉搓穿刺处，以免造成局部淤血出现"青紫"，也不要用手触摸穿刺点，以免感染。中老年人或有出血倾向者，应延长按压时间，虽然有时皮肤表面看似未出血，可能会因穿刺点未完全止血，而使血液渗出至皮下造成皮下青淤。

若局部出现淤青，可在采血后的 24 小时后用温热毛巾湿敷，以促进局部血液循环，促进淤血消散。一般皮下淤血会慢慢吸收，无需太过担忧。

部分受检者可能会出现头晕、心慌、出冷汗等不适，采血后不要立即离开医院，应及时坐下休息片刻，必要时可吃块糖或喝点糖水来缓解症状。

四、血液检测结果通常多久可以出来呢？

不同医院不同的血液检测项目出具结果的时间会有所不同，一般常规的血液检查当天就可获得结果。

五、血液检测结果怎么看呢？

血液检测项目不同，所代表的意义也不同，当您获得报告后需要及时请开单医生进行回诊，在专业医生的指导下进一步明确检验结果。

（花 佩）

第二节 超声检查

一、什么是超声检查？

超声检查是临床医生判断我们身体是否存在某些疾病最常用的一种诊疗方法，将超声探头放置于我们身体的某个部位，利用超声设备所产生的超声波在我们体内的传播，并在显示屏显示出我们体内各种器官和组织对超声的反射和减弱规律，再经计算机处理，使我们的器官和组织可视化的影像学检查技术。

超声检查的类型分为 A 型法、B 型法（B 超）、M 型法、扇型法和多普勒超声法（彩超）。

生活中我们经常将超声检查俗称为 B 超或彩超，这只是超声检查中的一种分型，在临床应用中最为常见。B 超（黑白）又名 B 型超声波检查，它可以获得我们人体内脏各种切面图形使其成像，成像的图形直观而清晰，使医生更容易发现较小的病变；而彩超全称彩色多普勒超声，它是在普通 B 超的基础上添加了一个血流功能，也就是可以观测血液流动的情况，以不同的颜色来表示不同方向的血流。现在的超声检查仪器已基本都是彩色超声了。

二、为什么要做超声检查呢？

通过超声检查能够反映人体组织和器官的结构与特性，可以对绝大多数的疾病做出初步诊断，适用于各种年龄和人群的疾病诊断及健康普查。除了协助疾病诊断外，还可以辅助治疗，在超声引导下对某些病变脏器进行穿刺，来获取细胞和组织进行病理学检验；还可以在超声定位指导下进行高难度的各类导管置管。

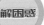

（一）身体哪些部位可以做超声检查呢？

可以说超声检查适用于全身各个部位的脏器，按照超声探头的作用大致可分为以下几种常见类型：

1. 胸、腹部脏器

（1）胸部超声：可以清楚显示胸腔内存在的积液，并对其量进行评估，观察肺实变的程度和是否有占位的存在，还可以用于引导诊断性穿刺或治疗的过程。

（2）腹部超声

① 肝、胆、脾、胰、胆囊超声：能迅速检查出肝脏、胆囊、胆管、脾脏、胰腺的大小、形状以及组织质地是否有改变，是否有肿物。能判定腹腔内肿物的部位以及肿物与周围脏器的关系，能辨别肿物的性质，鉴别肿瘤的良恶性。胆囊超声还可以观察胆囊的收缩情况，来判断胆囊功能是否正常。

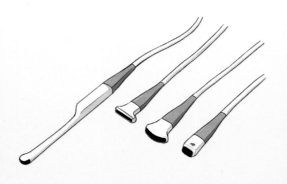

② 肾脏超声：能判断肾脏的位置、大小、形态及肾脏内部分布是否均匀，发现肾脏是否有肿瘤、结石、囊肿等，观察肾脏损伤的程度、血管内血流动力学的表现和血肿的部位、范围。还可以评估肾创伤、尿路梗阻、肾积水、肾周积液等的程度，协助肾脏疾病的介入超声诊断和治疗，如超声引导下的肾穿刺、肾造瘘和介入治疗（射频、微波等）。

③ 前列腺超声：可以测定前列腺的形态、大小及位置，用于诊断前列腺增生、肿瘤、结石、钙化等以及前列腺脓肿、囊肿和慢性前列腺炎；适用于疑有前列腺增生，也常用于男性的健康体检。

④ 管腔内结石超声：能检出各种管腔内结石，如胆囊及胆道结石，还有助于黄疸性质的鉴别。

⑤ 腹、盆腔超声：能准确判断腹腔内是否有腹水，即使只有少量腹水用超声检查也可以测出，还可查出腹腔、盆腔内1厘米以上肿大的淋巴结。

2. 浅表器官：包括乳腺、甲状腺和甲状旁腺、颈部、眼部、颌面部、四肢血管、睾丸、腹股沟淋巴结等部位。其中乳腺和甲状腺，既是常见病的好发部位，又是健康体检的必查项目。

（1）乳腺超声：能清楚显示乳腺各层组织及肿块的形态、内部结构及相邻组织的改变。对乳腺内囊性或实性肿物的鉴别最有特征性，因此筛查乳腺肿块首选超声检查，可以判断肿块的性质和位置，还可以提示瘤体大小和数目，所以可应用于超声下定位穿刺或协助定位手术切除。此外，通过彩色多普勒超声进行血流的分析，可以提高良恶性肿瘤的鉴别诊断和阳性诊断率。

（2）甲状腺超声：甲状腺结节常无自觉症状，定期健康体检是发现甲状腺结节的主要途径，而甲状腺超声检查是发现甲状腺结节并初步判断其良恶性的重要手段，早期发现病灶并鉴别其良恶性，对临床治疗及手术选择有重要意义。

（3）异物探查：在眼科诊断非金属异物时，在玻璃体混浊的情况下，超声检查可以显示位于玻璃体内以及视网膜或球后的异物。

（4）周围血管超声：能很好地了解周围血管的病变，如动脉粥样硬化引起的斑块、管腔狭窄、闭塞，静脉血栓形成等。

3. 妇产科超声检查：经腹或阴道观察女性盆腔器官的结构，包括子宫、卵巢、输卵管病变等情况。

4. 心血管超声检查（超声心动图）：详见心血管系统疾病常见检查。

（二）**什么情况下需要做超声检查呢？**

常规的健康体检或高危人群筛查，还有当我们的身体出现不明原因的甲状腺肿大、乳腺肿块、体表肿块、心悸、皮肤发黄、眼白发黄、厌食、乏力、恶心、腹胀、腹痛、下肢水肿等症状时，都应该及时进行超声检查。

（三）**超声检查需要定期做吗？**

是否需要定期检查，是根据个体情况来确定的。一般来说健康人群每年进行一次健康体检即可，患有各类心脏疾病及血管疾病、各脏器占位性病变、息肉、结石、胸腔及腹腔积液等，建议定期进行超声检查。

（四）**什么情况下不宜做超声检查呢？**

通常情况下无特殊禁忌，只要能配合检查者都可以做。但是未婚女性、

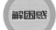

月经期间、阴道畸形或有严重炎症者，不能进行阴道超声检查。

（五）做超声检查有风险吗？

没有，常规的超声检查是一项无创检查，检查时间短、无痛苦、无损伤、安全无辐射。

三、如何配合超声检查？

（一）检查前我们需要做些什么准备呢？

1. 检查前需要空腹吗？

并不是所有的检查部位都需要空腹，因此在检查前一定要认真仔细阅读检查预约单上的注意事项，看清检查项目是否需要空腹。

（1）哪些部位检查前需要空腹呢？

上腹部检查，如肝脏、胆囊、胆管、胰腺、肾上腺、肾动脉、左肾静脉、腹部血管、腹膜后及上腹部的淋巴结和肿块等，需要在检查前禁食。其目的是为了保证胆囊、胆管内胆汁充盈，减少胃肠道内食物和气体干扰，避免因无法获得清晰的图像而影响检查结果。同时为减少肠道气体，若有腹胀或便秘的受检者可在检查前服用促消化药或使用一些轻泄剂，帮助排气排便。

（2）空腹检查前需要禁食（空腹）多长时间呢？

通常情况下在检查前一日晚饭后开始禁食，至第二日上午不吃早饭进行空腹检查，若下午检查者应在检查当日早饭后开始禁食。检查前两天尽量不吃易产气的食物，如豆类、蛋类、奶类以及肉类等。肝脏超声检查前一天应注意少吃油腻的食物。

（3）空腹检查前喝点水会影响检查吗？

建议尽量不要喝水，如果非要喝，可以喝少量白开水，但不能喝含糖类的饮料或牛奶、豆浆等。尤其是肝胆、胰、脾，以及腹膜后占位、腹膜后大血管或淋巴结等部位的检查，如果喝了水，尤其是喝了含糖的饮料，可能会导致胃肠道胀气，气体会遮挡组织和器官的显像，使超声波不能穿透，致使图像显示不完全，诊断信息不明确，最后所得的结论可能会不准确。

（4）既然空腹检查不能喝水，那也不能吃药咯？

是的，因为需要空腹的检查往往包含肝胆脾胰，尤其是胆囊功能的检查，需要在空腹状态下使胆囊处于充盈状态，吃药后会刺激胆汁分泌，从而影响胆囊功能的检测。另外，空腹检查前若服用降糖药物，则会有发生低血糖反应的风险；如果血压不稳定，而又要进行空腹超声检查，可在专业医生的指导下决定是否停药进行检查，或是选择其他检查方式。

2. 为什么有些部位检查前需要膀胱充盈(憋尿)呢？怎样才能做到呢？

盆腔部位的检查，如前列腺、精囊腺、膀胱、输尿管下段、下腹部包块、子宫及附件、早孕等，要求充盈膀胱。只有让膀胱充盈才能推开肠管，更好地显示出周围组织。

通常在检查前 1 ~ 2 小时饮水 1000 毫升左右，饮水后感觉有尿意时不要排尿，此时膀胱达到充盈状态。老年男性受检者进行前列腺、膀胱、输尿管检查较多，但对老年人来说憋尿存在一定的难度，可以选择随身携带饮料或水杯在检查等待的过程中（提前 30 分钟左右）进行饮水，饮用量在 500 毫升左右即可。对于不能控制排尿的受检者，可以提前告知医生，改变检查方式。

3. 如果遇到既要空腹，又要膀胱充盈的检查该怎么办呢？能一起做吗？

可以的，在禁食的同时，早晨起床后不解尿空腹去医院检查。如果憋不住尿的，可以等到空腹检查完成后饮水再做膀胱充盈检查。

4. 乳腺超声检查前我们需要注意些什么呢？

如怀疑乳腺增生，最好在月经干净后 1 周进行检查；若有乳头溢液者，检查前应避免挤压输乳管，充盈的输乳管有利于查出溢液原因；检查前应避免进行乳腺导管造影和穿刺活检，防止造影剂和出血影响诊断结果。男性若乳头有异常也可以进行此项检查。

5. 妇科超声检查前我们需要做些什么准备呢？

妇科超声检查除常规检查外，还有阴道超声检查。常规超声检查是为了观察子宫及附件、卵巢及盆腔周围的情况，检查前需要让膀胱充盈增大，才能挤压子宫到下腹部，有利于子宫及卵巢等部位的观察。阴道超声是为了检查宫颈和子宫内膜，检查前需要排空膀胱；若阴道有出血、阴道炎、宫颈异常等情况，进行阴道超声检查可能会引起出血及感染，因此在检查前要确定阴道情况正常，无出血、无炎症。若是未有性生活的女性需经阴道探查腹腔情况，可选择直肠超声检查，检查前需要排便。

6. 检查前对个人着装有什么特殊要求吗？

为了能顺利完成检查，缩短检查时间，检查前应穿易于穿脱的衣服，如半身裙或宽松的裤子，不要穿着塑身衣或紧身衣，连体裤或连衣裙等。

进行面颊部和颈部检查前，不要化妆，也不能佩戴任何首饰品，更不要穿高领衣。

此外，对于有糖尿病、容易发生低血糖的受检者，可以随身携带饮品、点心或者糖果备用，以便空腹检查后立即进食，避免脱水、低血糖的发生。

（二）检查过程中我们应该如何配合呢？

1. 检查时取什么样的体位呢？

超声检查时的体位因检查部位的不同而有所不同。

（1）颈部超声：取平卧位，下巴微微上扬充分暴露颈部，配合医生左右转头。

（2）乳腺超声：取仰卧位，两臂上举充分暴露双侧乳房及双侧腋下。

（3）腹部超声：配合医生的指示采取平卧位、左侧或右侧卧位，充分暴露腹部，上衣往上拉到约平乳头，裤子往下拉到平耻骨联合（也就是下腹部与两腿之间的交界处）。

（4）下肢超声：检查时的体位有两种，首先需要充分暴露下肢，取仰卧位，下肢外展外旋约 45 度，膝关节稍弯曲。另一种是坐位或站立位，常于当仰卧位静脉血管充盈不佳时采用。

（5）阴道超声：取平卧位，双腿屈曲分开。

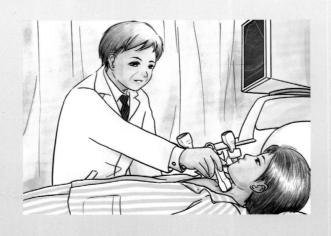

此外，在检查过程中我们需要根据医生的口令，摆放出不同的卧位姿势来配合。需要注意的是，检查床通常较为狭窄，在变换体位时动作不要太快，行动不便的受检者可由陪护者在旁协助进行体位变换。

2. 检查时在我们身上涂抹的是什么东西呢？必须要涂吗？

涂的是耦合剂。在进行超声检查时，超声探头需要与受检者的皮肤或粘膜等直接接触，因此医生会在探头上涂抹耦合剂。它的作用主要是隔绝探头与人体之间的空气，以便更好地显示图像，使图像更加清晰，而它的成分对人体是无害的。

3. 检查时我们还需要配合医生做些什么呢？

有时在检查过程中医生会让您配合呼吸，如：鼓肚子憋气（也就是深吸一口气然后憋住，不要喘气），这样可使肺部膨胀，将腹部的脏器往下推，从而使检查部位看得更清楚。

此外，在进行下肢血管超声检查时，可能需要较长的时间，需要您耐心等待。

（三）检查后我们需要注意些什么呢？

1. 空腹检查后可以马上进食吗？

可以，但由于您已经较长时间未摄入食物和水分，要注意控制进食速度，避免呛咳、噎食等情况。对于年老体弱和患有糖尿病者，同一天内不要进行多个空腹检查，以免空腹时间过长造成不良反应或意外。

四、超声检查结果通常多久可以出来呢？

通常情况下当天就可以获得检查结果，医生在为您做完检查后需要一点时间完成并审核报告，这期间您可以先用卫生纸擦拭一下身上的耦合剂，再拿好自己的随身物品等待结果。

五、超声检查结果怎么看呢？

超声检查报告上会给出初步的诊断结果，但您需要拿着报告请开单医生进行回诊，在专业医生的指导下进一步明确检查结果。

（张　琼）

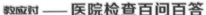
 第三节　心电图检查

一、什么是心电图检查？

心脏是一个立体结构，心肌细胞的动作电位变化会在体表产生电位差。而心电图（ECG）就是心脏在每个心动周期中，由起搏点、心房、心室相继兴奋，伴随着生物电的变化，通过连接在我们体表上的电极和导联，由心电描记器从体表引出多种形式的电位变化的图形。心电图是心脏兴奋的发生、传播及恢复过程的客观指标。

心电图检查是我们去医院就诊时经常会做到的一项检查，通过检查可以了解我们心脏的电活动有无异常，是冠心病诊断中最早、最常用和最基本的诊断方法，也为其他疾病诊断提供了依据。

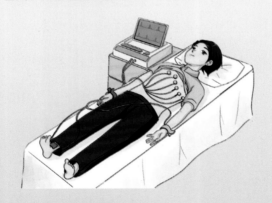

二、为什么要做心电图检查呢？

心电图检查具有无创简便、经济易行、可重复性强、精准度高等优点。在临床工作中，心电图检查已经成为了一项不可或缺、也无可替代的常规检查项目。它为临床医生提供了重要的诊断依据，发挥着非常重要的作用。

（一）什么情况下需要做心电图检查呢？

几乎所有疑似心脏病都需要做心电图检查，而作为诊断的辅助依据，哪怕心脏没有不舒服，往往也会被要求进行检查，尤其是出现以下情况时。

1. 心脏不适症状：出现胸闷、心悸、心慌、心律不齐、胸痛等心脏相关症状时，以评估心脏功能和排除心脏疾病，或出现可能与心脏问题有关的症状，如：右肩背部放射痛、牙痛（牙齿并无明显异常）等。

2. 常规体检和健康筛查：作为常规体检项目，用于筛查心脏疾病，尤其是对于 40 岁以上的人群及高血压、高血脂、高血糖患者等高风险人群。对于常见的心脑血管疾病，如冠心病、原发性高血压、心肌梗死、脑卒中等患者，对其发病趋势、寻找早期预防措施及客观评价某些心血管药物和治疗方法的效果等，心电图无疑是常见的重要指标之一。

3. 手术前评估：可以用于手术前评估患者的心脏功能和风险，以确保手术的安全性。

4. 发热、感染或有腹泻：无论年龄大小，在发热、感染时及时进行心电图检查，来排除心肌炎病变。严重的腹泻会导致电解质紊乱，而心电图可以对患者的血钾情况提供辅助依据，为临床治疗提供帮助。

（二）心电图检查需要定期做吗？

某些心脏疾病患者需要通过定期检查，来了解患者的治疗效果和恢复情况。尤其是对于存在心跳过快或过慢、心肌缺血、心肌梗死、起搏器植入术后及服用洋地黄、抗心律失常等药物的患者。

（三）什么情况下不宜做心电图检查呢？

通常情况下无特殊禁忌，无论什么时候都可以进行心电图检查。

（四）做心电图检查有风险吗？

没有，心电图检查是一种快速、安全简便、无创、无辐射的检查，不会产生任何不良反应。

三、如何配合心电图检查？

（一）检查前我们需要做些什么准备呢？

1. 检查前需要空腹吗？

不需要，可以正常饮食，但也不要吃得过饱。

2. 检查前吃药会影响检查吗？

不会，但仍需要在检查时告知医生自己所服用的药物，以免造成误判。

3. 运动后可以马上做检查吗？

不可以，激烈运动会使心率加快，从而误导检查结果，因此在检查前，应安静休息 10 ～ 15 分钟。

4. 检查前对个人着装有什么特殊要求吗？

应保持受检部位皮肤清洁，穿宽松、易穿脱的衣服。女性受检者不宜穿连衣裙、连体裤等较为紧身的衣物，避免带有金属纽扣或金属装饰的衣物，检查时取下手表、手机等物品，因金属物品会干扰心电图的信号。

（二）检查过程中我们应该如何配合呢？

1. 检查时取什么样的体位呢？

受检者平躺于检查床上，全身放松，不要随意移动身体。

2. 检查时我们还需要配合医生做些什么呢？

充分暴露前胸、双侧手腕及一侧脚踝，女性受检者需要解开内衣。连接上导联线后，应保持平稳呼吸，切不可说话，数分钟后即可完成检查。

（三）检查后我们需要注意些什么呢？

在等待结果时稍事休息。

四、心电图检查结果通常多久可以出来呢？

当场就可以获得检查结果。

五、心电图检查结果怎么看呢？

心电图检查报告单上通常会包含检查结论和心电图波形图，您需要咨询专业医生对结果进行详细的解读。

（潘春凤）

第四节　X线检查

一、什么是 X 线检查？

X 线是一种电磁波，利用它的波长和频率以及与物质的相互作用，与能量进行相互转换的特性，常用于临床各类疾病，如骨折、肺炎、肺气肿、结石、穿孔等的检查和诊断。

由于骨骼、水分（血液等）、软组织等对 X 线的吸收各不相同，X 线检查就是利用这种不同的吸收，来形成浓淡不一的影像，从而对人体内部进行透视或摄影的检查方法，是临床上常用的一种影像学辅助检查手段。

X 线检查的种类有很多，常见的有：

1. 常规 X 线检查：如 X 线透视、X 线平片、X 线牙齿摄片等，可用于全身各个部位，主要是为了更好地发现病变及其特征性变化。

2. X 线造影检查：利用造影剂人工制造受检部位的密度差，然后使用

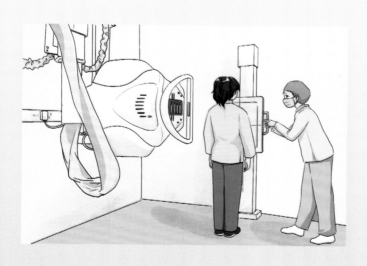

相关的 X 线检查设备，观察受检部位是否存在病变，常用于心血管系统、消化系统以及泌尿生殖系统的检查。

3. X 线乳腺钼靶摄影：主要用于乳腺肿瘤的筛查。

二、为什么要做 X 线检查呢？

X 线检查通常作为疾病筛查的一种手段，对于绝大多数初次就诊者来说，常作为一项常规检查项目。主要是为了了解是否有病灶以及病灶是否存在特征性改变，尤其对于运动系统骨骼病变以及呼吸系统疾病的判断，X 线检查具有非常重要的指导意义。

（一）身体哪些部位可以做 X 线检查呢？

X 线检查可用于全身各个部位，大致可分为：

1. 胸部：包括胸部透视和摄片，用来观察受检者肺和心脏有无异常，如肺炎、肺结核、肺部肿瘤、气胸、肋骨骨折、胸腔积液，以及心脏的形态、大小和大血管形态等。

2. 腹部：包括腹部透视和摄片及各种造影检查，来观察受检者有无消化道的穿孔、肠梗阻、尿路结石、胆囊结石等。

3. 四肢、骨关节：检查受检者有无骨折、关节脱位、骨性关节炎、退行性改变、骨肿瘤性病变、类风湿性关节炎、痛风、骨质疏松、椎体的退行性改变、椎间盘突出等。

（二）什么情况下需要做 X 线检查呢？

X 线检查作为一种常见的辅助检查方法，在常规体检中是必备的检查项目。当我们出现了频繁的咳嗽、咳痰、咯血、胸痛、发热及呼吸困难等症状时，需要拍片来排除肺部疾病；受到外伤或有骨骼系统病变时，拍片来观察骨骼的情况；泌尿系统结石、怀疑有胃肠道梗阻或穿孔时，都可以选择做 X 线检查。

（三）X 线检查需要定期做吗？

通常情况下不需要，但是对于呼吸及运动系统方面的疾病，如肺炎、骨关节外伤等，为了追踪治疗后恢复的情况，需要根据医生的要求和建议进行定期复查。

（四）哪些人群不宜做 X 线检查呢？

妊娠期女性不能进行 X 线检查，特别是怀孕 3 个月以内，会导致胎儿畸形或生长发育问题；备孕期女性也不适合进行 X 线检查，如无法避免应在检查前排除有无怀孕；婴幼儿、儿童对 X 线比较敏感，不适合进行 X 线检查，如果必须检查，则应做好充分的防护，采取防辐射措施对孩子的性腺器官进行防护。

对于需要进行 X 线血管造影检查的受检者，如果明确对造影剂过敏，严禁进行造影检查。消化道急性穿孔、坏死，或泌尿系急性感染，不选择 X 线造影检查。

对于年龄较大、体质较弱、肝肾功能不全的老年受检者，需要根据医生的指导和建议，权衡利弊后谨慎选择。

（五）做 X 线检查有风险吗？

X 线检查具有一定的辐射性，但是在进行摄片或造影时，都会采取防辐射措施对我们加以保护。放射线虽然有害，但只要应用合理，一般 X 线检查不会对受检者造成较大的影响，也不会引起严重的不良反应和后果，但要注意应避免短时间内多次进行检查。

三、如何配合 X 线检查？

（一）检查前我们需要做些什么准备呢？

1. 检查前需要空腹吗？

不同类型的 X 线检查，对于是否空腹有不同的要求。如果选择 X 线平片检查，并且检查的部位为胸部、骨骼、脊柱、四肢等，这种情况下不需要空腹。如果选择 X 线造影检查，包括消化道造影、泌尿道造影则需要空腹，一般建议在检查前 12 小时禁食，检查前 6 小时禁水，直到检查结束之后方可恢复进食饮水。

2. 检查前吃药会影响检查吗？

大多数药物对检查不会造成影响，但要注意在进行消化道或泌尿生殖系统 X 线造影前，应避免服用含有金属成分的药物，因其会干扰影像效果。

3. 检查前对个人着装有什么特殊要求吗？

检查前应去除身上所有金属物品及会影响 X 线穿透的物品，如皮带扣、金属拉链、发卡、首饰、硬币、手机、眼镜、手表等，也不要穿有配饰的衣服（如衣服上的小亮片、串珠等），以保证受检部位没有异物重叠或阻挡，避免影像受到干扰。女性受检者不穿文胸、束身衣等，检查当天衣着宽松、易穿脱即可。

此外，在进行腹部 X 线检查前，已经做过消化道钡餐检查的话，应尽量在钡剂排出体外后再进行检查。

（二）检查过程中我们应该如何配合呢？

1. 检查时取什么样的体位呢？

根据所检查的部位及项目，听从医技人员的指示摆放体位，并保持不动直至检查完毕。

2. 为什么有些 X 线检查需要憋气呢？

在我们进行胸、腹部 X 线检查时需要憋气，这是因为呼吸会导致摄片产生伪影。通常在胸部摄片时，医生会让我们先深吸气，然后屏气，此时肺部进入大量气体，可使肺呈现扩张状态，使图像更清晰，更容易显示肺部病变；腹部摄片时应先呼气后屏气，这时肺部的空气减少，可使肺部收缩，此时腹部的器官得到舒展，能更大程度地显示腹部器官。

3. 检查时可以有家人陪同吗？

可以，特别是儿童、危重患者及老年受检者，检查时应由家人陪同，检查过程中若出现不适或发生异常情况，应及时通过对讲机通知医技人员。

（三）检查后我们需要注意些什么呢？

X 线造影检查后需休息观察 10 ~ 15 分钟，若无不适再行离开，离开后需注意有无迟发不良反应，如有不适及时就医处理。检查后要多喝水、勤排尿，以促进体内造影剂的排泄。

空腹 X 线检查后可以进食，但由于较长时间未摄入食物和水分，要注意控制进食速度，避免呛咳、噎食等情况。

四、X 线检查结果通常多久可以出来呢？

通常情况下当天就可以获得检查结果。

五、X线检查结果怎么看呢？

　　无论影像检查报告是否正常，建议最好咨询医生。因为影像报告正常并不意味着就没有病，一些疾病早期影像检查是不能被发现的，所以一定要请专业医生进行详细的解读，看是否需要进一步检查。

（李　明）

第五节　CT 检查

一、什么是 CT 检查？

CT，即电子计算机断层扫描成像，它是利用精确准直的 X 线束、γ 射线、超声波等，与灵敏度极高的探测器一同围绕人体的某一部位作连续断面扫描，具有扫描时间快，图像清晰等特点，可用于多种疾病的检查。根据所采用的射线不同可分为：X 线 CT（X-CT）以及 γ 线 CT（γ-CT）等。除了应用于医学检查，也能用于工业检测和安保检测。

CT 检查是根据人体不同组织对 X 线的吸收与透过率的不同，应用灵敏度极高的仪器对人体进行测量，然后将测量所获取的数据输入电子计算机，电子计算机对数据进行处理后，就可拍摄下人体被检查部位的断面或立体图像，来发现体内任何部位的细小病变。

CT 检查方式包括 CT 平扫、CT 增强、CT 血管成像和 CT 灌注扫描。

二、为什么要做 CT 检查呢？

CT 检查是为了在扫描范围内确定所检查部位是否存在病变，对病变的位置、形状、大小、数目等做出判断。例如检查头部 CT，可以确定受检者是否存在脑肿瘤、脑血栓形成、脑出血等各种问题。

CT 检查具有快速安全、密度分辨率高、对病变显示精细等优势，但需要注意 X 线电离辐射。

（一）身体哪些部位可以做 CT 检查呢？

CT 检查可用于全身各个部位。

1. 头部：用于发现脑肿瘤、血管疾病或外伤等情况，如脑膜瘤、转移

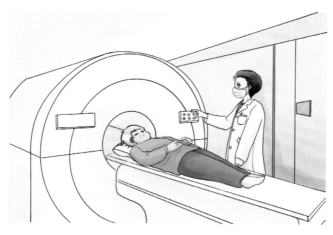

瘤和脑血管畸形等。

2. 胸部：观察肺组织的病理性改变，如肺炎、肺肿瘤、支气管异物或支气管扩张等。

3. 腹部：准确检查肝、胆、胰、脾、肾等实质性脏器疾病，同时可检查空腔脏器如胃、肠道及泌尿生殖系统疾病等。

4. 关节：用于诊断关节部位的肿瘤或炎症疾病。

5. 四肢：明确是否存在骨折、肿瘤、静脉曲张或血管异常等疾病。

6. 心脏：心脏 CT 可以用于检查多种疾病，如冠状动脉疾病、心脏瓣膜病、先天性心脏病等，可以提供关于心脏结构和功能的各种信息，如心脏的大小、心腔的大小、冠脉的情况等。

冠状动脉计算机体层血管成像（CTA）：通过 CT 血管造影向血管内注射造影剂，显示人体冠状动脉图像，以达到诊断冠状动脉粥样硬化性心脏病的目的。冠状动脉 CTA 是一种无创性检查，可以清晰显示冠状动脉有无异常，有无粥样硬化斑块，冠状动脉有无狭窄及狭窄程度。

（二）什么情况下需要做 CT 检查呢？

到了一定年龄，常规健康体检常常将胸部 CT 纳入检查范围，出现以下几种情况可能需要接受 CT 检查：

1. 胸部不适或疼痛：如胸部有异常的肿块或阴影，或者怀疑有肺炎、肺癌等肺部疾病。

2. 脑部疾病：如脑外伤、脑梗塞、脑肿瘤等，需要观察脑部结构的变化。

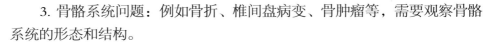

3. 骨骼系统问题：例如骨折、椎间盘病变、骨肿瘤等，需要观察骨骼系统的形态和结构。

4. 五官和颈部疾病：如副鼻窦炎、甲状腺疾病、眼眶内病变等，需要观察五官和颈部的结构变化。

5. 腹部和盆腔疾病：如肝胆胰腺脾脏疾病、泌尿生殖系统疾病等，需要观察腹部和盆腔的结构变化。

6. 脉管系统问题：如血管畸形、闭塞或损伤等，需要观察血管的结构和形态。

（三）什么情况下需要做 CT 增强检查呢？

1. CT 平扫检查时发现可疑病灶，需要进一步明确其性质。

2. 通过其他影像学检查方法发现可疑病灶，需要进一步明确其性质。

3. 普通影像学检查未发现可疑病灶，但实验室检验以及其他检查都怀疑有占位性病变。

4. 临床要对病灶进行治疗，但无法准确定位。

5. 已经确认是恶性肿瘤，需要进行分期分级，并更准确地判断病变范围。

6. 术前评估：为手术方式的规划提供参考信息，显示病变与重要血管之间的关系，确定采用何种手术方式；也可结合灌注等图像后处理技术观察肿瘤内部的血供。

（四）CT 检查需要定期做吗？

是否需要定期进行 CT 检查，需要根据具体情况而定。如果有任何疑虑或需要接受 CT 检查，应咨询专业医生的建议。

对于一些特定疾病或情况，可能需要定期进行 CT 检查。如对于肿瘤患者，医生可能会建议定期进行 CT 检查以监测肿瘤的变化和治疗效果。此外，对于某些慢性疾病或需要观察病情变化，也可能需要定期进行 CT 检查。

（五）哪些人群不宜做 CT 检查呢？

1. 孕妇：CT 检查利用 X 线和碘剂制剂进行扫描，可能对胎儿产生致畸作用，因此孕妇应慎行 CT 检查，必要时须在医生评估后进行。

2. 对碘剂制剂过敏者：在进行 CT 血管造影等检查时，需要使用造影剂。CT 的造影剂含有碘，对碘过敏的人群进行 CT 检查可能会出现过敏性休克，严重的过敏反应可能会危及生命，应绝对禁忌。因此在使用造影剂前，需要询问是否有过敏史，以及是否有哮喘、荨麻疹等过敏性疾病，避免出现过敏反应。

3. 心功能衰竭者：造影剂在注射到血液中后可能会加重心脏负荷，导致心脏骤停，因此心功能衰竭者不宜进行 CT 检查。

4. 肝肾功能不全者：CT 造影剂通常需要经肝、肾排泄，若排泄功能受损会让造影剂不能正常排出，从而导致病情加重。

5. 甲状腺亢进者：甲亢患者对碘含量的要求较高，而 CT 检查用的碘制剂可能导致甲状腺危象，危及患者生命。

除了上述人群，备孕期和哺乳期妇女在做 CT 检查时应积极配合医生询问病史，根据自身需求和医生建议再进行检查。

（六）做 CT 检查有风险吗？

CT 检查是一种医学影像检查技术，相对安全有效，可以用于诊断多种疾病，但也有一定的辐射量。

1. 放射线辐射：CT 检查需要使用 X 线，因此受检者会接受一定剂量的放射线辐射，但是单次 CT 检查的辐射剂量相对较低。

2. 并发症：CT 检查过程中可能会发生一些并发症，如心律失常、心肌缺血等心血管系统并发症，以及肾损伤等泌尿系统并发症。

因此，在进行 CT 检查前，一定要根据病情和医生建议做出合理的决策。

三、如何配合 CT 检查？

（一）检查前我们需要做些什么准备呢？

1. 检查前需要空腹吗？

根据 CT 检查的部位和检查时间，需要提前做好饮食准备。如腹部 CT 检查前需要空腹 6 ~ 8 小时，以避免食物影响检查结果。进行增强 CT 检查前需要空腹，因为造影剂有可能会引起受检者的某些不良反应，如恶心、呕吐。如果胃内有残留食物可能会导致受检者发生误吸或窒息。

2. 为什么有些 CT 检查前需要大量饮水呢？

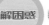

在进行增强 CT 检查前后，大量饮水是为了保护受检者的肾功能。大量饮水有时也可以对空腔脏器起到充盈作用，例如喝水可以使胃、十二指肠、空肠等空腔脏器充盈，从而有利于观察胃壁、肠壁有无异常。另外，如盆腔 CT 检查前大量饮水，生成的尿液可以使膀胱充盈，从而对膀胱肿瘤性病变看得更清楚一些，有利于诊断。

需要注意的是，虽然大量饮水有助于保护肾功能，但并不是所有的 CT 检查都需要大量饮水。具体的饮水量和时间请遵循医生的指示，以免影响检查效果。

3. 为什么在做冠脉 CT 前医生会给我们吃药呢？

一是为了降低心率，减少心脏跳动次数，从而更好地观察心脏病变情况。二是为了扩张冠状动脉，增加冠状动脉的血流量，从而更容易观察冠状动脉病变情况。

4. 检查前对个人着装有什么特殊要求呢？

在进行 CT 检查前，需要穿宽松舒适的衣服，以便于检查。注意不可以穿着带有金属配饰的衣服，否则会产生大量的伪影，而这种伪影会影响到检查结果。同时，根据检查部位做好相应准备，如不要化妆、摘掉金属物品、去除身上的金属饰品等。

检查前，保持良好的作息习惯，避免熬夜和过度紧张，以免影响检查结果。

总之，在进行 CT 检查前，受检者需要积极配合医生进行各项准备工作，以确保检查的顺利进行和结果的准确性。如有任何疑问或特殊情况，应向医生进行咨询。

（二）检查过程中我们应该如何配合呢？

在进行 CT 检查时，需要受检者保持静止不动，避免移动身体。在进行胸部或腹部 CT 检查时，需要根据医生的指示进行憋气或呼气配合，以便更好地显示器官结构和病变。保持放松状态，避免过度紧张和焦虑。对于一些配合度较差的受检者，可由家人陪同。

（三）检查后我们需要注意些什么呢？

1. 空腹检查后可以马上进食吗？

可以，但由于您已经较长时间未摄入食物和水分，要注意控制进食速度，避免呛咳、噎食等情况。对于年老体弱和患有糖尿病者，一天不要进行多个空腹检查，以免空腹时间过长造成不良反应或意外。

2. 检查后需要等待结果再离开吗？

不需要，检查后受检者需要及时离开检查区域，但需要注意自己的身体状况，是否有头晕、恶心、呕吐等不适。如果有这些症状，需要及时向医生咨询并进行治疗。

四、CT检查结果通常多久可以出来呢？

通常情况下需要等待1～2个工作日，经过放射诊断医生的读片、审核后就可以获得检查结果。

五、CT检查结果怎么看呢？

CT检查报告上会给出初步的诊断结果，但您仍需要拿着报告请开单医生进行回诊，在专业医生的指导下进一步明确检查结果。

（苏 伟）

第五节　磁共振检查

一、什么是磁共振检查？

磁共振检查（简称 MRI）也就是磁共振成像检查，它是临床常见的影像学检查手段，是通过磁场与人体中的氢原子核，在特定的射频脉冲作用下产生的磁共振现象，对人体内部组织进行成像的技术。通过磁共振检查可以清晰地显示人体各个部位的解剖结构，尤其是对于软组织结构，如肌肉、韧带、关节等，具有很高的分辨率和准确性，因此被广泛应用于临床诊断和治疗。

磁共振检查的方法包括磁共振平扫、磁共振增强、磁共振水成像、磁共振血管成像、磁共振波谱成像等。

二、为什么要做磁共振检查呢？

磁共振检查具有无辐射、分辨率高、多方位成像等优点，可以帮助医生明确体内存在的疾病，从而进行更为精准与专业的医学诊断，对于治疗方案的制定与选择具有较大帮助。

（一）身体哪些部位可以做磁共振检查呢？

磁共振检查适用于全身各个部位，能够检测出身体各部位存在的疾病。

1. 头、面部和颈部：可以清晰地显示脑部结构，如大脑、小脑、脑干等，以及颈部软组织，如肌肉、韧带、关节等。检测鼻窦炎、鼻咽癌、喉癌、扁桃体癌、甲状腺疾病等。

2. 胸部：可以检测肺癌、胸膜病变、纵隔病变等，对于肺癌的显示不如 CT，因此肺部检查首选 CT，但对于乳腺癌、心肌缺血等诊断有优势。

3. 腹部和盆腔：可以检测肝脏、胆囊、胰腺、脾脏、肾脏等器官的病变，以及盆腔内的子宫、卵巢等生殖器官的病变。

4. 骨骼肌肉系统：可以检测关节炎症、骨折、肌肉损伤等病变。

5. 脊柱：可以清晰地显示脊柱的结构和病变情况，如颈、腰椎间盘突出、脊柱骨折等。

6. 其他部位：还可以用于检测血管病变、胎儿发育异常等。

（二）什么情况下需要做磁共振检查呢？

不同于 CT 检查将人体切成一层一层的观察横切面，常用于头颅、胸腔及腹腔等实质器官的检查，磁共振检查可将人体的不同组织呈现得非常清楚，因此常用于心脏、神经系统、软骨、关节等疾病的检查。

医生会根据受检者的症状、个人情况、过往病史等进行综合判断，来选择究竟是进行 CT 检查还是磁共振检查。但对于已具有可疑症状的关节、肌肉、脂肪组织检查，以及肿瘤、炎症、创伤、退行性病变以及各种先天性疾病的检查，磁共振会比 CT 更具有诊断评估优势。

（三）什么情况下需要做增强磁共振检查呢？

增强磁共振检查是在平扫磁共振的基础上，通过向血管内注射造影剂来提高图像对比度的一种检查方法。

1. 炎症性疾病：可以提高影像诊断的敏感性和准确性，如局部有炎症感染，可能会在体内产生血管扩张和更多的血液流量，增强磁共振可使这些变化更明显。

2. 血管性疾病：当局部血管阻塞或血液流动受阻，可通过增强磁共振检查出来。

3. 肿瘤性疾病：能更准确地确定肿瘤的位置、大小、形状和边缘情况，帮助医生对肿瘤进行更精准的评估。

（四）磁共振检查需要定期做吗？

不需要，它并不作为一项常规的体检项目。但如果身体存在病变或疑似存在病变，医生可能会建议进行磁共振检查以进一步诊断。具体是否需要定期进行检查，应根据个人情况和医生建议来确定。

（五）哪些人群不宜做磁共振检查呢？

1. 装有心脏起搏器、电子耳蜗等电子装置者：这些电子装置可能受到强磁场和射频脉冲的影响，导致受检者受伤或装置失灵。

2. 体内存在金属假体者：金属假体可能在检查中产生磁场，导致受检者受伤或检查结果不准确。

3. 患有幽闭恐惧症者：磁共振检查需要在封闭的检查室中进行，对于有幽闭恐惧症的人来说可能会感到不适或恐慌。

4. 病情危重不能耐受磁共振检查者：这类受检者可能因为检查需要较长时间而无法承受，或者因为病情危重不适合进行检查。

5. 怀孕 3 个月以内的孕妇及体重低于 5 千克的低体重儿：这些人群在进行检查时可能存在不确定的风险，应谨慎选择是否进行检查。

此外，如果受检者体内有金属物品，如弹片、钉子等，也不可以进行磁共振检查，因为金属物品在磁场中会发生移位，导致受检者受伤或检查结果不准确。

对于婴幼儿等无法控制自主行为的特殊人群，需要做好检查前的镇静工作，哭闹、挣扎、乱动等均会影响到磁共振检查结果，另外肾功能不全、凝血功能较差者，也要在检查前与医生进行详细说明和沟通，避免进行需要使用造影剂的增强磁共振检查。

（六）做磁共振检查有风险吗？

没有，磁共振检查是一种相对安全的影像学检查方法。但其有检查时间长、噪声大的缺点，因此仍存在一定的风险。在进行磁共振检查前，需要向医生说明个人情况和身体状况，以便医生根据具体情况评估是否适合进行检查。

三、如何配合磁共振检查？

（一）检查前我们需要做些什么准备呢？

1. 检查前需要空腹吗？

是否需要空腹，应根据检查部位和项目来定。如果是腹部、盆腔等消化系统相关检查，需要空腹，以避免进食后食物产生伪影，干扰磁共振图像，导致误判。因此，在检查前 6 ~ 8 小时不能进食或饮水，并且需要进行呼吸训练以配合检查。另外，需要憋尿的盆腔检查前也需要空腹。

2. 空腹检查前喝点水会影响检查吗？

建议尽量不喝水，如果非要喝，在进行空腹检查时，可以适量饮水，但不要饮用含糖饮料或奶制品，因为糖分和蛋白质会影响检查结果。

3. 既然空腹检查不能喝水，那也不能吃药咯？

是的，一般不建议服药。因为药物可能会对检查结果产生影响，特别是对于一些需要依靠药物来控制病情的受检者，如高血压者，如果需要服用药物，建议在医生的指导下进行，并告知医生具体的用药情况。

4. 为什么有些部位检查前需要膀胱充盈（憋尿）？怎样才能做到呢？

进行盆腔磁共振检查，如膀胱、前列腺、精囊腺等部位，通常需要膀胱充盈。在检查前 1 ~ 2 小时饮水（或各种饮料）1000 ~ 1500 毫升，饮水后有尿意不要解尿，使膀胱充盈有利于检查。

5. 检查前对个人着装有什么特殊要求呢？

穿着舒适、宽松的衣服，以便于进行检查。检查前需去除身上携带的所有金属物品，包括假牙、发夹、项链、耳环、戒指、皮带等，以避免在磁场中发生相互作用，导致受检者受伤或检查结果不准确。女性受检者应去除带有金属或金属钢圈的内衣，避免化妆，因化妆品中含有金属成分，容易与磁共振的磁场产生干扰，从而影像图像质量。

（二）检查过程中我们应该如何配合呢？

医生会根据检查部位为受检者进行体位摆放，检查过程中切不可随意

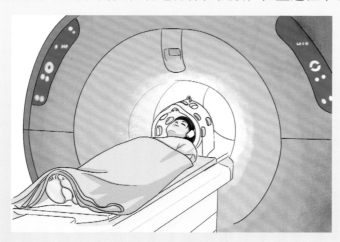

变换体位。由于检查时间较长，机器运行过程中会产生较大的噪声，对声音敏感者，可提前准备耳塞或是佩戴检查室准备的耳机。检查过程中需要保持安静，配合医生的指示进行呼吸，检查室内不可有家人陪同。

（三）检查后我们需要注意些什么呢？

检查后受检者适当休息，以避免因检查带来的不适而导致晕厥或者其他问题。休息过程中需要密切观察自己的身体反应，如出现任何不适或异常情况，应及时向医生报告。

四、磁共振检查结果通常多久可以出来呢？

通常情况下在检查结束后 24 ~ 48 小时可以获得检查结果，具体报告时间应当以医生告知的时间为准。

五、磁共振检查结果怎么看呢？

拿到结果之后，第一时间咨询专业医生进行解读。如果检查结果出现异常情况，应积极配合医生进行进一步检查和治疗。

（苏 伟）

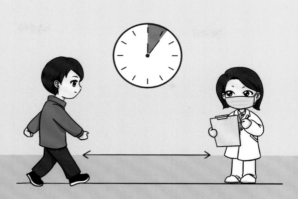

2 呼吸系统常见检查

第一节　痰液培养

一、什么是痰液培养？

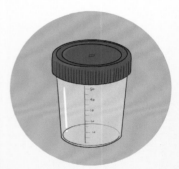

痰液的细菌学检查对于诊断呼吸道感染有着重要的意义。正常情况下，下呼吸道的痰液无细菌。若从受检者痰液中查见致病菌或条件致病菌，则可提示有呼吸道细菌感染的可能。

痰液培养是指有针对性的采集受检者痰液（如脓痰、黏液痰、血痰等），收集在专门的容器内，将其作为样本植入在培养液中，经一段时间后观察细菌生长情况的一种检验方式。

二、为什么要做痰液培养呢？

痰液培养能鉴定出特异的致病菌种，为临床治疗提供更加准确的数据，结合药敏试验，指导临床用药，减少耐药率，可作为下呼吸道感染疾病的一个重要检查方法。而且痰液培养具有操作简单、时间短、价格低廉、无辐射、无创等优点。

（一）什么情况下需要做痰液培养呢？

对于一般人群而言，若无异常的呼吸道感染等症状，无需进行痰液培养；对于高度怀疑下呼吸道感染疾病者，应当在医生建议下进行痰液培养检查。

1.咳嗽、咳痰，痰液可为脓性痰、血性痰、铁锈色/红棕色/白色黏稠的胶冻样痰、黄绿色痰、腥臭味痰等。

2. 痰鸣音、肺部湿啰音明显者。

3. 咯血，包括泡沫血痰、鲜血和痰中带血等。

4. 呼吸困难、呼吸急促或哮喘，可伴有胸痛。

5. 发热伴白细胞增高，尤其是中性粒细胞或 C 反应蛋白、降钙素原明显增高。

6. 气道开放患者，出现脓痰或血性痰。

7. 胸部影像学检查提示有感染可能者。

（二）常见的痰液标本种类有哪些呢？

1. 即时痰：也就是在任何时间段，通过深呼吸后用力咳出来的痰。

2. 晨痰：晨起后未进食前，用清水漱口，做深呼吸后用力咳出来的呼吸道深部的痰。

3. 24 小时痰：清晨漱口后咳出的第一口痰，至次日清晨漱口后咳出的第一口痰，容器上需注明起止时间。

临床通常多留取晨痰，因清晨痰液量及痰内细菌较多，可提高检验阳性率；而检验结核分枝杆菌时应收集 12～24 小时痰液以提高阳性检出率。

（三）痰液培养需要定期做吗？

痰液培养无明确的检验周期，应根据患者的具体症状及每次痰液培养检验结果而定。临床上留取痰液标本培养时，常以连续三天都培养出相同的病原微生物为有意义。

（四）痰液培养能成为明确病因的直接依据吗？

不能，痰液培养在某些方面具有局限性，如短时间内判断致病菌群情况、判断是否存在其他系统的感染及呼吸系统受累严重程度时，应当结合其他检查如痰涂片、血常规、血气分析、炎症指标、胸部 CT、胸部 MRI 检查等，建议在医生指导下进行综合选择。

（五）什么情况下不宜做痰液培养呢？

1. 患者病情危急，无力咳痰，等不及采集痰液标本进行培养，并且已开始使用抗生素进行治疗，再进行痰液培养检验意义不大。

2. 有些致病菌难以分离，且临床培养出来的病原菌未必是真正的致病

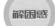

菌，不利于诊断。

3. 患者的诊断明确，治疗有效，可以暂时不做痰液培养。

（六）痰液标本可以在家自行留取吗？

不建议，可能会因痰液标本未在规定时间内送检，而使标本中的原始细菌死亡或繁殖。

三、如何正确留取痰液标本？

痰液培养的检验结果与痰液采集方式、标本留取前是否使用抗生素、送样保存是否规范、送检时间是否及时有直接关系，所以需要引起足够重视。以使用抗菌药物之前留取最佳，或者在更换抗菌药物前留取。

（一）留取标本前我们需要做些什么准备呢？

1. 标本留取前需要空腹吗？

不需要。大多数情况下留取的是晨起后的痰液，此时正好是处于未进食状态。如果已经进食，建议不要马上留取，待用清水漱口后再留，以免食物残渣混入痰液中，影响检验结果。

2. 标本留取前为什么要用清水漱口呢？

可以清除口腔内的杂菌，也就是我们常说的定植菌，尤其是老年人、重症或住院患者上呼吸道定植菌多，为避免痰液经过口咽部时受到污染，应反复用清水漱口 3 次以上。不建议使用牙膏或漱口液，因其可能含有抑菌剂，从而影响检验结果。

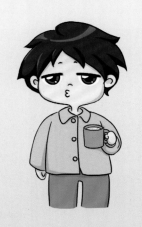

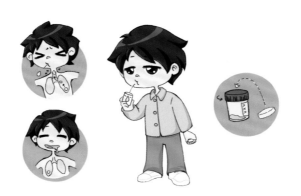

3. 为什么一定要用力咳痰呢？

因为这样才能咳出呼吸道深部的痰，深部的痰也就是能咳出的最浓的痰，这样的痰液才会有意义，以可以避免出现口水痰或痰液含量很少的不合格标本。

（二）留取标本过程中我们需要怎么做呢？

1. 咳痰有技巧吗？

咳痰时可以取站位或坐位，有假牙的需要取下，用手按压住自己的腹部，深呼吸 2 ~ 3 次后用力咳嗽，这样就能咳出深部的痰液来了。如果身上有伤口，无法用力咳嗽、咳痰，可用软枕或手掌按压住伤口两侧，以保护伤口，减轻张力，防止疼痛及伤口裂开。

2. 如果痰少咳不出来怎么办呢？

可以请家人帮忙，采用拍背的方式，从下自上进行拍背排痰，最好取头低脚高位，这样更有利于痰液的流出。建议多饮水，使痰液稀释，或是服用化痰药物、雾化吸入治疗等，都可使痰液排出。

3. 不能咳痰怎么办呢？

对难以自然咳痰的患者，可用无菌吸痰管抽取气管深部分泌物。必要时也可采用支气管镜、气管切开或气管穿刺等途径采集，所取得的标本检测阳性率更高，结果更可靠。但需要注意的是，这些操作必须由专业的医护人员来完成。

4. 留取标本时我们还需要注意些什么呢？

留取标本时应严格无菌操作，注意环境的清洁和通风，使用专用的无

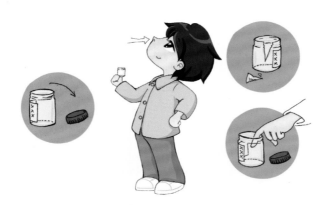

菌培养杯，留取足量的痰液（3～5毫升），盖好杯盖并拧紧，避免因操作不当污染标本，影响检验结果。

（三）留取标本后应该如何送检和储存呢？

痰液标本留取后应在2小时内送至检验科，不能及时送达或待处理的标本应放置于4℃冰箱内保存，以免杂菌生长，但放置时间不可超过24小时。

四、痰液培养结果通常多久可以出来呢？

结果出具时间各个医院有所不同，在痰液标本合格的情况下，取决于培养的细菌种类；如送检痰液标本不合格，则需要重新留取和送检。

五、痰液培养结果怎么看呢？

通常检验结果上会显示标本是否合格，有无检验出致病菌或检验出何种致病菌，进一步完善药物敏感试验会显示对常用抗生素的敏感情况，从而来指导临床用药。获得结果后，临床医生会结合受检者的相关病情及其他检查结果进行综合判断，来决定下一步的治疗方案。

（李晶晶）

第二节　鼻、咽拭子检测

一、什么是鼻、咽拭子检测？

鼻、咽拭子检测是一种采集人体鼻、咽部分泌物，并进行相关检验的医学检测方法。一般由医护人员使用采样拭子（实际上就是较长的消毒棉签）从人体的鼻、咽部吸取少量分泌物，直接进行病原体抗原、核酸等检测，或接种于培养基中，等待病原体增殖后进行病原体的鉴定检测。

通过鼻、咽拭子检测可以了解受检者上呼吸道感染的病原体情况，对疾病进行诊断，指导临床治疗。检测方法包括鼻拭子和咽拭子两种。

二、为什么要做鼻、咽拭子检测呢？

鼻、咽拭子检测是一种无创检测方式，具有方便快捷的特点，可用于多种病原体的筛查。通过检测，医生可以判断受检者是否感染，如鼻病毒、呼吸道合胞病毒、百日咳鲍特菌、脑膜炎奈瑟氏菌、溶血性链球菌、肺炎支原体等感染，为后续的诊断、治疗提供依据。但是其结果容易受到多种因素，如饮食、药物及采集手法等影响。

（一）什么情况下需要做鼻、咽拭子检测呢？

1. 鼻病毒鼻、咽拭子检测：普通感冒、支气管炎和支气管肺炎疑似患者，与鼻病毒感染者密切接触者。

2. 呼吸道合胞病毒鼻、咽拭子检测：高热的鼻炎、咽炎及喉炎患者，细支气管炎及肺炎患者。

3. 金黄色葡萄球菌鼻、咽拭子检测：高热的扁桃体炎、喉炎患者，反复高热的肺炎患者，出现全身败血症、脓毒血症患者。

4. 溶血性链球菌鼻、咽拭子检测：受凉、淋雨、过度疲劳后出现的急性鼻腔、咽或喉部急性炎症患者，上呼吸道疾病继发肺炎、肾炎患者。

5. 肺炎支原体鼻、咽拭子检测：发热、干咳的咽炎、喉炎、扁桃体炎患者，急性呼吸道感染伴有肺炎患者。

（二）常见的鼻、咽拭子检测类型有哪些呢？

1. 病原体抗原检测：通过已知病原体的特异性抗体，检测标本中抗原的检测方式。

2. 病原体核酸检测：通过核酸检测技术来检测标本中的病原体核酸。

3. 病原体抗体检测：通过已知病原体抗原，检测患者标本中相应抗体的方法。

4. 病原体培养后检测：将采集的样本接种于培养基中进行病原体分离培养，然后进行鉴定的病原学检验技术。

（三）鼻、咽拭子检测需要定期做吗？

不需要，只有当我们的身体出现某些异常，如上呼吸道感染或需要流行病学调查时才会进行针对性检测。

（四）鼻、咽拭子检测能成为明确病因的直接依据吗？

不能，因为单独进行鼻、咽拭子检测有一定的局限性，通常需要和病原体的培养（如血培养、痰培养）、血清学免疫检测等联合进行诊断。

（五）什么情况下不宜做鼻、咽拭子检测呢？

正在口服抗感染药物、使用消炎漱口水后，在检查前 1 小时内抽烟、喝酒、进食者，不建议进行鼻、咽拭子检测。

（六）哪些人群不宜做鼻、咽拭子检测呢？

鼻、咽拭子检测没有明确的禁忌人群，但进行检测时需要受检者的配合，所以无自主行为能力的婴儿、幼年儿童、患有精神疾病者等进行检测时需要谨慎选择，避免对受检者造成伤害。

（七）做鼻、咽拭子检测有风险吗？

没有，鼻、咽拭子检测是一项安全、无创的检验项目，它通过对采集的标本进行分析，受检者本身并不会接触到检测仪器，所以不会对受检者造成损伤。

但部分受检者在采集标本的过程中，可因鼻、咽部受到刺激而出现恶心、干呕等不适或出血等，这些都是一过性的，一般在数分钟后可自行缓解，无需过度担心。

（八）鼻、咽拭子标本可以在家自行采集吗？

建议由专业的医护人员进行采集，这是为了避免杂菌等因素干扰检验结果。

三、如何配合采集鼻、咽拭子标本？

（一）采集标本前我们需要做些什么准备呢？

1. 采集前需要空腹吗？

不需要，虽然不要求空腹，但也不建议进食辛辣、刺激、油腻的食物。尽可能保证采样前至少 1 小时内不进食进水，以避免在采样时可能诱发的呕吐等症状，同时也可最大限度地减少影响因素，得到一个比较准确的结果。

2. 采集前需要做个人防护吗？

一般来说鼻、咽拭子检测大多是针对疑似的感染者，所以在检测前最好做好个人防护措施，严格按照医生的要求与前一位受检者保持 1 米以上的距离，等待时佩戴好医用口罩。临检时减少吞咽动作，不做清嗓子动作。

（二）采集标本过程中我们应该如何配合呢？

1. **核对信息：** 采样前对受检者信息进行核对，并适当解释，消除紧张情绪。

2. **检查鼻腔：** 采样前受检者摘下口罩，头后仰，便于采样人员查看受检者鼻腔有无黏膜出血、鼻中隔弯曲等异常情况。同时，受检者需要告知采样人员是否有鼻腔手术史、鼻中隔偏曲史、血液病、咽喉疾病或服用抗凝药等相关既往病史。若受检者鼻前孔中表面分泌物较多，采样人员会予以清除。

3. **检测标本采样：**

（1）鼻拭子采样：受检者需头后仰，拭子与面部垂直方向，从鼻道进入。

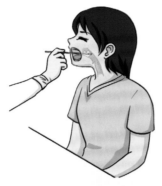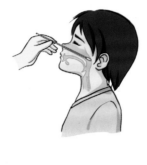

拭子尽量下压，贴近鼻腔下壁，进入鼻咽后有明显碰壁感时，柔和旋转一周后垂直取出。

（2）咽拭子采样：采样时受检者尽量保持头部不动，张口发"啊"长音，必要时可使用压舌板。拭子轻柔、迅速地擦拭咽侧壁及咽后壁数次即可。由于口咽拭子张口就能进行操作，相对简单，因此临床上比较常用。

4. 送检：采样完成后再次核对受检者信息，无误后及时送检。

四、鼻、咽拭子检测结果通常多久可以出来呢？

一般来说，鼻、咽拭子抗原、抗体、核酸检测报告会在数小时至数天内出结果，如果是进行病原体培养检测，往往需要数天至一周才能得到结果。具体时间应以医院、检测机构告知的时间为准。

五、鼻、咽拭子检测结果怎么看呢？

检测报告中一般会用阴性、阳性进行描述。一般而言，如果检测结果为阴性，说明受检者未感染相关病原体；如果检测结果为阳性，则提示受检者感染相关病原体。部分受检者在检测时可能会出现弱阳性、假阳性结果，也可能出现假阴性结果，具体诊断结果应以医生的解读为准。

（李晶晶）

第三节　血液培养

一、什么是血液培养？

正常情况下我们人体内的血液是无菌的。血液培养是通过静脉穿刺，从受检者体内获得新鲜离体血液标本，将其注入含有培养基的瓶中，经过一段时间后，来确定导致受检者感染的微生物（细菌或真菌），是否已经入侵血液的一种微生物检测方法。它是诊断血液感染、菌血症的金标准，也是目前诊断血液感染最直接、最可靠的方法。

二、为什么要做血液培养呢？

血液感染是造成患者死亡的主要原因之一，早期、快速诊断并及时治疗对患者的预后至关重要。它能为血液感染和可能存在脓毒血症的患者的诊断和治疗提供重要的线索，还可对病原体进一步做抗菌药物敏感试验，来指导和优化抗菌药物治疗，对感染性疾病的诊断、治疗和预后产生重要影响。

（一）什么情况下需要做血液培养呢？

不是所有的感染或发热都需要做血液培养，但当出现以下情况时，医生会建议进行血液培养。

1. 菌血症：怀疑患者发生细菌或真菌血液感染时应进行血液培养。

（1）体温≥38℃或≤36℃，老年菌血症患者可能不发热或没有低温；

（2）出现寒战；

（3）外周血白细胞计数增多（计数 $>10.0×10^9/L$ ）或减少（计数 $<4.0×10^9/L$ ）；

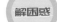

（4）呼吸频率 >20 次 / 分钟或动脉血二氧化碳分压（$PaCO_2$）<32mmHg；

（5）心率 >90 次 / 分；

（6）血小板减少，皮肤黏膜出血、昏迷、多器官功能障碍、血压降低；

（7）炎症反应参数（如 C 反应蛋白、降钙素原等）升高。

2. 感染性心内膜炎

各种原因不明的发热，持续在 1 周以上伴有心脏杂音或心脏超声发现赘生物，或原有心脏基础疾病、人工心脏瓣膜植入者，需进行血液培养。

3. 导管相关血流感染

有一些特殊的发热患者，其特殊之处在于患者身上带有"管子"，如中心静脉导管、导尿管、透析导管、动脉导管等，当此类患者在带管期间出现发热、寒战或其他脓毒血症表现时，无论是否存在局部感染征象，都应该进行血液培养检测。

（二）血液培养需要定期做吗？

如果病情持续或加重，临床始终考虑或不能除外菌血症，首次血液培养 48 ~ 72 小时阴性，建议间隔 1 ~ 2 天重复进行 1 ~ 2 次血液培养。

（三）什么情况下不宜做血液培养呢？

免疫力正常的轻度发热患者、术后 1 小时内的发热、孤立性发热（只出现一次的发热）、原因明确的非感染性发热（如药物热）、长期护理机构大多数居住者的轻度临床表现，临床诊断为上呼吸道感染、轻度社区获得性肺炎、非复杂性蜂窝织炎、单纯性膀胱炎等，不建议进行血液培养。

三、如何配合采集血液培养标本？

（一）什么情况下采血最好呢？

在患者寒战开始时，发热高峰前 30 ~ 60 分钟内采血；在使用抗菌药物之前，或避开给药的血药浓度高峰期；如已经使用抗菌药物治疗，应在下一次用药之前采血。

（二）选择什么部位进行采血呢？

通常选择前臂肘静脉，切忌在静滴抗菌药物的静脉处采血。除非怀疑有导管相关的血流感染，否则不能从留置静脉或动脉导管取血，因为导管常伴有定植菌存在。

（三）抽取多少血量才算合适呢？

采血量是影响血液培养阳性率最为重要的因素，因此要求保证足够的采血量。通常情况下，需要同时进行厌氧菌和需氧菌培养，成人每瓶所需采血量为 8 ~ 10 毫升。

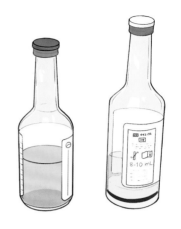

四、血液培养结果通常多久可以出来呢？

血液培养通常 3 ~ 5 天得出结果，具体时间需要根据病原微生物的生长情况而定。

无特殊情况，一般 3 天左右可以得出结果，得出结果后需要遵医嘱根据药敏试验结果规范用药，治疗后复查了解病情变化。

若血液中的细菌或真菌数量较多，增殖较快，血液培养 2 天左右即可检测出是否有病原体，即可以诊断为菌血症。

若血液中细菌或真菌数量较少，增殖力较弱，培养 5 天后仍然没有菌落形成，则可以判断血液培养阴性。

大多数的血液培养 3 天即可以呈现阴性或者阳性，针对于一些特殊的病原体，通常建议培养一周，根据培养结果确诊或排除具体致病菌。有血液培养指征者需要常规检查。

五、血液培养结果怎么看呢？

血液培养结果分为需氧菌培养和厌氧菌培养，阳性表示细菌感染，需氧菌和厌氧菌需要进一步进行药敏试验。药物敏感性可以指导临床用药，敏感表示可以使用，耐药表示不能使用。

（李晶晶）

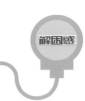

 # 第四节　动脉血气分析

一、什么是动脉血气分析？

　　动脉血气分析是通过抽取动脉血，来测定血液中的酸碱度（pH）、氧分压（PaO_2）、二氧化碳分压（$PaCO_2$）、氧饱和度（SaO_2）等指标，从而对人体的呼吸功能和血液酸碱平衡状态做出评估的一种方法，是判断有无缺氧、二氧化碳潴留及酸碱平衡紊乱的重要手段，它能客观地反映患者呼吸衰竭的性质和程度，并且具有实时、快速检测的优势，在临床中得到了越来越广泛的应用。

　　动脉血气分析临床常见指标包括以下几部分：

　　1. 血气成分：PaO_2（氧分压）、$PaCO_2$（二氧化碳分压）、SaO_2（氧饱和度）等；

　　2. 酸碱成分：pH（酸碱度）、HCO_3^-（碳酸氢根）、TCO_2（总二氧化碳）、BE（碱剩余）、Lac（乳酸）等；

　　3. 电解质成分：K^+（钾）、Na^+（钠）、Cl^-（氯）、Ca^{2+}（钙）等；

　　4 其他：Glu（血糖）、Hb（血红蛋白）、Hct（红细胞压积）等。

二、为什么要做动脉血气分析呢？

　　动脉血气分析作为呼吸科常规的检验项目，及诊断呼吸系统疾病所常用的生化指标，通过现代气体分析技术来估计肺部气体交换及血液运输气体能力，并间接推算出心、肺功能，是诊断和监测低氧血症、酸碱平衡紊乱、呼吸衰竭等疾病的重要指标，对指导心肺疾病和代谢疾病治疗有重要意义，且在危重患者抢救中占重要地位。

（一）什么情况下需要做动脉血气分析呢？

怀疑呼吸功能障碍和／或酸碱平衡紊乱的患者都应该进行动脉血气分析，为及时诊断和纠正酸碱失衡，挽救危重患者的生命有着相当重要的意义。

1. 各种疾病、创伤、手术所导致的呼吸功能不全、呼吸功能障碍；

2. 危重症患者需要严密观察和纠正氧合状态不良及酸碱失调；

3. 急、慢性呼吸衰竭患者，使用机械辅助呼吸治疗时需进行血气分析。

（二）反复多次进行动脉血气分析有必要吗？

很有必要，尤其是对于急危重症患者来说，它不仅为医生明确病因提供了诊断依据，还可以通过各项指标的动态变化，来观察病情变化，判断治疗效果和调整治疗方案。

（三）抽取动脉血有风险吗？

通常情况下是没有风险的。但由于动脉压力过高，对于有凝血功能障碍者或按压不当时，可能会出现出血不止或皮下血肿的情况。因此，采血后应在穿刺部位用力按压。

三、如何配合采集动脉血气标本？

进行动脉血气分析检验，正确采集、处理、存放、送检，每一个环节都至关重要。

（一）哪些因素会影响动脉血气标本呢？

1. 采血部位：选择没有输液、易穿刺的动脉，首选桡动脉，因其固定、易暴露且不受体位和操作地点的限制；其次选择股动脉或肱动脉。

2. 采血量：检验血气分析只需约1毫升动脉血，如血气分析加电解质、肾功能、血糖

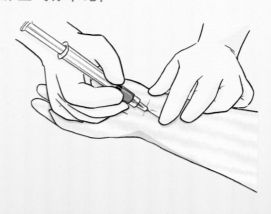

等项目约需 2 毫升动脉血。

3. 气泡：气泡会影响酸碱度、氧分压、二氧化碳分压的检验结果，理想的动脉血气标本，其气泡应低于 5% 或无气泡。

4. 标本混匀程度：不充分的混匀会增加凝血的发生，从而影响血色素和血细胞压积结果的准确性。

5. 标本送检时间：$PaCO_2$（二氧化碳分压）、PaO_2（氧分压）的检验须在 15 分钟内完成，其余项目如：pH（酸碱度）、电解质等的检验需在 1 小时内完成。

（二）采血前我们需要做些什么准备呢？

1. 采血前需要空腹吗？

不需要，正常进食也不会对检验结果造成影响。

2. 运动后可以马上采血吗？

不可以，通常情况下采血前受检者应处于自然安静状态，避免剧烈运动，活动后要休息约 30 分钟再采血。

3. 可以一边吸氧一边采血吗？

可以，但需要标注清楚给氧浓度和流量。通常情况下，为了使检验结果更为准确，医生会建议停氧 30 分钟后再采血。

4. 采血前我们还需要做些什么准备呢？

（1）消除紧张情绪，避免各种因素引起呼吸过度或屏气，以免造成血气误差。

（2）有晕血、晕针者，应提前告知医护人员。

（3）穿着宽松、易穿脱的衣服，方便采血时选取合适的采血部位。

（三）采血过程中我们应该如何配合呢？

1. 采血时取什么样的体位呢？

（1）桡动脉穿刺：可取坐位或平卧位，手掌朝上伸展手臂，腕部外展 30°，手指自然放松，必要时可使用腕枕保持角度和定位。

（2）股动脉穿刺：主要为桡动脉穿刺失败后选择，取仰卧位，穿刺侧下肢伸直稍外展、外旋。

（四）采血后我们需要注意些什么呢？

采血后穿刺点需用无菌干棉球或无菌干棉签稍稍用力压迫止血，时间要大于 5 分钟，有凝血功能障碍者要适当延长按压时间，直至无出血为止，防止血肿形成。短时间内应避免穿刺部位过度用力，并观察局部出血情况。

四、动脉血气分析检验结果通常多久可以出来呢？

通常检验结果 1 小时左右即可出来，但因地域、医院、检查项目的不同，出具时间也略有不同，具体时间请以就诊医院为准。

五、动脉血气分析检验结果怎么看呢？

血气分析指标项目很多，但只有 PaO_2（氧分压）、$PaCO_2$（二氧化碳分压）和 pH（酸碱度）为直接测定指标，其余指标都由这三项计算得出。临床医生会根据患者的病情选取合适的指标，有时候还需要进行计算，来分析血气结果的临床意义，反映人体缺氧程度和原发病的进展情况。

（李晶晶）

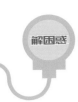

 第五节 肺功能检查

一、什么是肺功能检查？

肺功能检查是一种评估肺功能变化的检查方法，通过专业检测仪器，受检者进行反复的深呼气、深吸气动作，来检测受检者的肺容量大小，评估肺功能是否正常，呼吸道通畅程度等。

它是临床上最常见的，能最直接了解肺呼吸功能的无创检测技术，对于早期检测肺和气道病变、诊断病变部位、鉴别呼吸困难原因、评估疾病严重程度和预后、评定治疗效果、评估个体对手术或劳动强度的耐受力以及危重患者监护等有重要指导意义。

二、为什么要做肺功能检查呢？

人体的呼吸功能有强大的代偿能力，在疾病早期往往没有显著的临床不适症状，且大多数疾病进展缓慢，人体能逐渐适应并耐受，甚至有人以为这只是衰老的自然现象，因而不易引起重视。然而，当我们出现明显呼吸症状时，肺功能可能已经下降很多，并且有可能已经不可逆。因此，早期进行肺功能检查十分必要。特别是存在有反复喘息、慢性咳嗽以及不明原因的呼吸困难或者胸闷的儿童，更应进行相关肺功能检查来明确病因。

肺功能检查是早期发现肺及其他部位病变、鉴别呼吸困难原因、判断气道阻塞部位、评估肺部疾病严重程度、排除部分疾病（如慢性支气管炎、肺气肿、支气管哮喘、间质性肺病等）的重要客观指标。该检查简便、快速、灵敏度高、重复性好，可以弥补其他胸部检查的不足，更易于被受检者接受。

（一）什么情况下需要做肺功能检查呢？

肺功能检查不仅可以排查呼吸系统疾病，也可以用作健康体检及术前评估的指标。

1. 长期慢性反复咳嗽、咳痰，怀疑有慢性支气管炎、支气管哮喘、间质性肺病等。

2. 存在呼吸困难并且原因不明，需要鉴别原因，判断气道阻塞部位。

3. 有慢性阻塞性肺疾病病史，定期行肺功能检查有助于明确严重程度，指导治疗。

4. 诊断为哮喘、支气管扩张等疾病的人群。

5. 行胸部外科或上腹部手术者，术前做肺功能检查可判断手术耐受力及术后发生并发症的可能性。

6. 日常进行健康体检，需要评估劳动强度和耐受力的人群。

7. 活动后出现胸闷、气短者，特别是在活动过程中症状逐渐加重者。

8. 长期吸烟或被动吸烟，以及工作环境中长期接触到污染气体、粉尘等可能导致职业性肺病的高危人群。

9. 反复上呼吸道感染，或反复"感冒"发展到下呼吸道，需观察肺功能是否有损伤。

10. X 线检查异常需要判断肺功能损害程度时。

（二）有哪些常见的肺功能检查项目呢？

1. 肺容量：是肺功能检查中最基本的检查项目，其检测结果可受年龄、性别、体表面积等因素的影响。

2. 通气功能：是测定单位时间内随着呼吸运动进出肺部的气量和流速，也是临床上最常用的检测指标。其检测结果容易受到检查时用力呼气的程度和受检者的性别、年龄、身高及肌力等影响。

3. 换气功能：是检查气体（如氧气）能多大程度地从肺向血液中扩散，其检测结果与气体在肺内分布状态、通气／血流比值、弥散功能等因素相关。

4. 小气道功能：用于发现常规肺功能检查无法察觉的小气道病变。

5. 肺弥散功能：测定每分钟通过肺泡的氧气和其他气体的量，检查方法包括单次呼吸、屏气法以及稳态法。

6. 气道阻力：测定方法有多种，其中体积描记法是目前唯一可直接测量的方法，临床应用最广泛。

7. 支气管舒张试验：用一定剂量的扩张支气管药物，使痉挛狭窄的支气管扩张，以测定其扩张程度的肺功能实验。

8. 支气管激发试验：用于了解气道高反应性，通过各种因素的刺激，比较激发试验前后气道功能的改变，可对气道反应性做出定性／定量判断，可作为支气管哮喘诊断的辅助方法。

9. 心肺运动功能试验：详见心血管系统常见检查。

（三）肺功能检查需要定期做吗？

需要，具体检查周期需要根据受检者的病情而定。健康人群建议每年做一次肺功能检查，哮喘患儿建议疾病初期每月去医院复查一次，病情稳定后可 2 ～ 3 个月复查一次。慢性阻塞性肺疾病患者建议 3 ～ 6 个月复查一次或遵医嘱复查。

（四）什么情况下不宜做肺功能检查呢？

1. 咯血、有气胸未引流、严重肺大疱、呼吸衰竭及气管切开。

2. 严重心功能不全／心律失常、胸腹主动脉瘤、高血压（如收缩压 >200mmHg，舒张压 >100mmHg）等心血管疾病，以及近期发生过心肌梗死、肺栓塞、脑卒中、休克。

3. 开放性肺结核、慢性肝炎活动期等传染病。

4. 因脑血管意外、脑瘫、意识障碍等因素无法配合检查。

5. 有支气管扩张剂过敏的患者，因为支气管扩张试验需要用到支气管扩张剂，怀疑慢阻肺的患者做肺功能检查时也需要用支气管扩张剂。

6. 既往有喉头水肿、声带水肿，或是通气功能减退特别严重的。

7. 癫痫发作需要药物治疗。

8. 严重甲状腺功能亢进。

9. 做肺功能检查当天进行过肺活检或支气管镜检查。

（五）哪些人群不宜做肺功能检查呢？

一般无特殊禁忌。但需要注意，检查时需要受检者神智清醒并能够配合。检查时间通常为 10 ～ 20 分钟，因此对受检者的体力也有一定要求，要保证能自主站立或坐位，对于如婴儿、不能配合的儿童、认知障碍的老人、极度虚弱、血氧饱和度过低的受检者，可选择其他检查替代或使用特殊仪器完成检查。年龄较大的儿童、备孕期女性及妊娠女性，可听从医生的指导进行检查。

（六）做肺功能检查有风险吗？

没有，通常情况下对身体无损伤，也不会导致严重的风险。部分受检者会因操作不当产生些许不适，或出现心慌、胸闷、咳嗽、手麻、咽干等症状，可能与受检者反复用力呼吸有关，经休息片刻或适当饮水后可缓解。若症状持续无法缓解，应及时告知医生。

三、如何配合肺功能检查？

（一）检查前我们需要做些什么准备呢？

1. 检查前需要空腹吗？

不需要，但检查前 6 小时应避免吸烟及饮咖啡、可乐、浓茶，建议尽量饮食清淡，避免吃得过饱，可以饭后 1 小时再去做检查，这样不容易出现恶心、呕吐等症状。

2. 检查前吃药会影响检查吗？

通常情况下不会，但是如果检查项目包含支气管激发试验、支气管舒张试验，则应在检查前 1 ～ 3 天在医生指导下停用感冒药、止咳药、平喘药、抗过敏药、激素类药物等，以免影响检查结果。

3. 检查时就是吹气这么简单吗？

虽然看似简单，可是要真正做到有效的呼、吸气，还是需要掌握一定的技巧。可以在检查前先进行"吹气"练习，捏住鼻子后练习吹蜡烛，或者在面前用手拿一张纸练习吹气。要试着只用嘴巴吸气和呼气，在检查过程中配合医生口令进行动作即可。

4. 运动后可以马上做检查吗？

不可以，运动后会使呼吸频率增快，此时进行检查容易导致呼吸出现异常。因此检查前 2 小时应避免剧烈运动，建议检查前静坐 15 分钟，待呼吸平稳后再进行检查。同时为了避免限制呼吸运动，受检者检查前应穿宽松的衣物。

5. 检查前我们还需要注意些什么呢？

检查前需告知医生自己的详细病史，及个人基本信息，以利于排除检查禁忌证和检查影响因素。检查前如果存在呼吸困难，应及时告知医生，此时不能进行支气管激发试验。保持口腔清洁，检查前可用清水漱口，以免口腔内食物残渣影响检查。带好纸巾，在检查前清理一下鼻涕和痰液，使呼吸道保持通畅的状态。

（二）检查过程中我们应该如何配合呢？

1. 检查时取什么样的体位呢？

可取坐位，选择固定有靠背的椅子，受检者挺胸坐直不靠椅背，双脚着地不翘腿，头保持自然水平或稍微上仰，不要低头弯腰俯身。正确的坐姿有助于获得最大的呼吸量，有些医院采取立位检查，检查时自然站立即可。

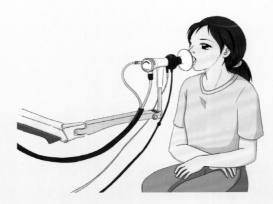

2. 检查时怎样才是有效呼吸呢？

在检测正式开始前，受检者先咬住检测专用咬嘴，试着平静呼吸几十秒，此时因鼻子被夹住，所以应保持用嘴呼吸。开始检测后，按医生口令进行呼气和吸气动作。

当医生要求快速用力吸气和呼气时，此时需要吸气吸到不能再吸，呼气直到气体完全呼出，速度越快越好，此过程持续几十秒，反复进行 3 次。当医生要求平静呼吸时，此时需要吸气到不能再吸入气体后，憋气数秒钟，再随指示呼气，直到不能再呼出气体，此过程需持续 6 秒以上。

此外，在检查过程中尽可能咬紧咬嘴，以保证检测过程中不漏气；注

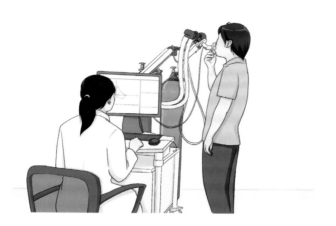

意不要用舌头顶住呼气口，更不要把舌头伸进咬嘴内，尽量用咬嘴把舌头压住。

3. 检查时医生让我们吸入的是什么东西呢？一定要吸吗？

这是支气管舒张剂，需要在进行支气管舒张试验时吸入，以此来观察阻塞气道的舒缓反应。

通常情况下，受检者需要先进行基础肺通气功能检查，然后在吸入药物后复查肺功能。如果吸入的是速效 β_2 受体激动剂如沙丁胺醇，应在吸入药物后 15 ～ 30 分钟复查；如吸入的是短效抗胆碱能受体拮抗剂如异丙托溴铵，则应在吸入后 30 ～ 60 分钟复查。其他途径给药者，按药物性质及生理反应特点在给药后数分钟至 2 周复查肺功能。

（三）检查后我们需要注意些什么呢？

肺功能检查时需要用力吸气和呼气比较耗费体力，检查后可以休息一段时间，待体力恢复后再离开。如果感觉饥饿，需要及时补充一点食物，避免发生低血糖。检查后若突发气喘、呼吸困难或其他各种突发不适，如胸闷、心悸、头晕等，一定要及时告知医生进行处理，医院的肺功能室都配有急救设备。

四、肺功能检查结果通常多久可以出来呢？

肺功能检查一般 1 小时左右出报告，具体时间根据每个医院检测方式不同而所有差异。

五、肺功能检查结果怎么看呢？

肺功能检查结果受很多因素影响，故对结果的解读必须结合临床病史等依据综合解读。判断检查结果是否正常，还要根据受检者自身的种族、体力活动、年龄、身高、体重，还有吸烟史等多种因素进行参考，建议拿到肺功能检查结果后由专业医生进行解读。

（黄悦蕾）

第六节 睡眠监测

一、什么是睡眠监测？

当我们去医院看睡眠方面的疾病时，医生常会建议我们先进行一次睡眠监测。睡眠监测就是在受检者睡前，通过在其身上连接的各种导线（类似于心电图检查，只是导线数量和部位会更多），收集受检者整晚呼吸、血氧饱和度、睡眠深度等数据，经分析得出受检者的睡眠问题，及这些问题的严重程度等。

睡眠监测是诊断睡眠障碍非常重要的方法，监测方式包括：一类是在医院专门的睡眠监测室进行的多导睡眠监测（PSG），另一类是在家就可以进行的家庭睡眠呼吸暂停监测（HSAT）。

（一）多导睡眠监测（PSG）

多导睡眠监测是一种在整晚睡眠过程中，连续并同步记录脑电、眼电、肌电、心电、血氧、呼吸气流、呼吸频率、鼾声、肢体运动等生理信号的一项检查。它被称为诊断睡眠障碍疾病的"金标准"。其监测主要由三部分组成：①分析睡眠结构、进程和监测异常脑电；②监测睡眠呼吸功能，来发现睡眠呼吸障碍，分析其类型和严重程度；③监测睡眠心血管功能，来了解失眠的某些原因。

优点：是唯一可以客观、科学地记录和分析睡眠的仪器，可了解睡眠结构、睡眠效率、监测受检者的血氧饱和度情况，判断有无低通气、呼吸暂停情况等。

缺点：受检者身上会连接很多探头和导线导致不适，监测时的睡眠环境陌生，睡眠用具不符合习惯等，导致受检者出现睡眠质量不佳或睡不着，

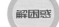

从而影响监测效果。

（二）家庭睡眠呼吸暂停监测（HSAT）

也被称作便携睡眠监测（PM），其设备使用方便，由专业技师连接好导线后，受检者可带回家或至病房内进行监测。便携睡眠监测设备临床主要用于睡眠呼吸暂停（也就是通常说的打鼾）受检者的监测，需要采集口鼻气流、胸腹运动、血氧饱和度、体位、鼾声等信号中的至少 3 项（比多

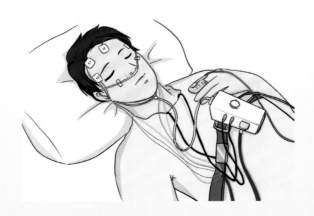

导睡眠监测要少很多），具体要监测哪些数据需由专业医生根据受检者的具体情况而定。

优点：较为适合在医院睡眠监测室内完全无法入睡的受检者，测试结果更贴近日常状态。

缺点：监测的项目较少，如果中途监测设备脱落无法及时恢复，监测数据的可靠性容易受到影响。

二、为什么要做睡眠监测呢？

人的一生中有三分之一的时间是在睡眠中度过的，目前已发现的睡眠疾病多达 90 多种，而睡眠监测技术作为一项安全、无创的检测方法，在诊断睡眠相关疾病中发挥了很重要的作用，为受检者提供科学准确的临床诊断，并为下一步开展必要的治疗做好准备。

睡眠监测的用途：

1. 记录和分析睡眠：正确评估和诊断失眠，并发现某些失眠的病因（如脑部病变、抑郁症、睡眠呼吸障碍、肢体异常活动等）。

2. 发现睡眠呼吸障碍：包括阻塞性和中枢性睡眠呼吸暂停综合征、良性鼾症、睡眠窒息感、睡眠呼吸急促等。

3. 确诊某些神经系统病变：包括发作性睡病、周期性肢动症、不宁腿综合症以及各种睡眠期行为障碍疾病，如夜游症、夜惊症、夜间惊恐发作、伴随梦境的粗暴动作等。

4. 确诊隐匿性抑郁症：当前抑郁症十分普遍，并常以各种躯体症状为主诉。本病在多导睡眠监测上有特殊表现，有助确诊，并可确诊器质性抑郁症。

（一）什么情况下需要做睡眠监测呢？

1. 睡觉打鼾：鼾声大且不规律，时而中断伴有呼吸困难，夜间有窒息感或憋醒，早上睡醒后会有头痛、乏力的症状，伴随白天出现嗜睡，记忆力下降；针对睡眠相关呼吸紊乱疾病包括睡眠呼吸暂停（OSA）的诊断。

2. 评估由于异态睡眠引起的睡眠中的行为：如思睡、发作性猝倒（可不伴猝倒）、睡瘫、入睡幻觉及夜间睡眠紊乱等。

3. 多次小睡试验（MSLT）：诊断发作性睡病或嗜睡症，小睡试验是在整晚多导睡眠监测的基础上第二天进行的五次小睡，在睡眠监测室进行。

4. 异态睡眠：表现为夜游、夜惊、夜间惊恐发作、伴随梦境的粗暴动作等，以及睡眠相关性磨牙、周期性肢体运动障碍、睡眠相关性癫痫等。

5. 各类的失眠：如入睡困难、半夜易醒、睡眠时间不充足或睡眠质量差等。

6. 无创正压通气（呼吸机）治疗：是 OSA 患者治疗方法之一，患者需要在睡眠监测的同时，佩戴无创正压通气治疗设备，来调节和确定最佳治疗压力的过程。

（二）睡眠监测需要定期做吗？

不需要，但当鼾声时断时续或白天嗜睡加重均提示患者病情可能进展或恶化，或评估佩戴呼吸机疗效时，需及时就诊检查。

（三）什么情况下不宜做睡眠监测呢？

全身出血性疾病或有严重心脑血管疾患、严重呼吸系统疾患和严重肝

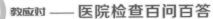

肾功能异常者，需等病情稳定后再进行睡眠监测。

（四）哪些人群不宜做睡眠监测呢？

睡眠监测适合全年龄段的人群，但需要注意的是，自理能力不足的儿童及老人进行睡眠监测时需由家人陪伴进行；患有失眠、梦游症或睡眠中伴有异常行为活动等人群，则需要在医生指导下进行；患有精神疾病及意识明显障碍，不能配合检查者、孕妇应避免进行睡眠监测。

（五）做睡眠监测有风险吗？

睡眠监测属于无创操作，看似在头上和身上接满了导线，其实没有辐射。但是由于被监测的受检者可能会因为严重的睡眠低氧发生心脑血管意外，所以每位被监测的受检者都会有一位专业的医护人员进行全程监测，并且配备摄像头监控。当受检者出现不适时，医护人员能第一时间发现，并且会常规准备抢救药物和抢救物品来确保受检者的安全，同时对于年老体弱的监测者，允许一名家属在睡眠监测室内照顾。

三、如何配合睡眠监测？

（一）监测前我们需要做些什么准备呢？

1. 监测前几日准备

（1）检查前三天不要饮酒及含咖啡因（浓茶、咖啡、可乐等）的饮料。

（2）不要服用会影响睡眠的药物，如小睡试验前需要遵医嘱暂停影响睡眠的药物 2 周。

（3）注意保暖，避免上呼吸道感染，保持鼻部通畅。

2. 监测当日个人及用物准备

（1）监测当日按日常作息时间，尽量避免午睡，适当增加运动量以确保能顺利完成监测；当天晚餐正常饮食，避免吃得过饱或饮水过多造成夜尿频繁，影响睡眠质量。

（2）监测当日避免吸烟、饮酒、饮茶、咖啡等刺激性影响睡眠的饮品，不要使用助眠药物。

（3）监测当日洗澡洗头，祛除油脂，洗头后不要使用护发及定型产品。

（4）男性受检者在监测前剃须；女性受检者不化妆，不涂指甲油，不带耳环、耳钉。

（5）自备睡觉时穿的舒适睡衣或衣服（领口、裤脚不宜过紧）；隔天早晨的清洁衣物。准备好洗漱用品（牙刷、牙膏、毛巾）、尿壶、便盆、拖鞋等。

（6）年龄小于16周岁或大于65周岁，生活不能自理者需由家属陪伴。

（7）对声音特别敏感的可以带一副耳塞备用。

（8）提前到达监测室，一般情况下睡眠监测需要有连续不间断7个小时的有效记录，所以尽量在晚上20时前完成准备工作，保证睡眠充足。

（二）监测过程中我们应该如何配合呢？

1. 多导睡眠监测

（1）有过敏史的受检者应告知医生（因检查过程中需要使用酒精、胶布、电极膏及金属电极片）。

（2）监测期间为避免信号干扰影响检测结果，监测时禁用任何电子设备（手机、电脑、iPad等）；请尽量关闭手机，如有特殊情况需保持手机开机状态请提前做好说明。

（3）因多导睡眠监测时受检者不能离开房间，安装仪器前请先行排尿，以减少夜间排尿次数，必要时尽量在床边如厕。

（4）如有导联脱落，应立即呼叫护士，并予重新连接。

（5）监测时尽量不要取仰卧位，以防止舌根后坠，堵塞气道。

（6）如果起床时间较早，或无法再次入睡，请告知医护人员，不要自行拆卸设备。因睡眠监测为精密仪器，所有安装及拆卸，需在专业人员指导下完成，以免损坏仪器。

2. 便携睡眠监测

（1）需提前到达睡眠监测室，由专业技师安装完监测设备后，并确认监测设备是否固定牢固，返家途中注意不要牵拉导线和探头。到家后最好尽快上床准备进入睡眠。

（2）尽量避免使用电子设备，手机尽可能关机或者放置于远离睡觉的区域，避免干扰，包括家属的电子设备也要注意。

（3）次日起床后不要自行拆除设备，请直接到睡眠监测室请技师拆除。

（三）监测后我们需要注意些什么呢？

1. 个别受检者可能出现电极贴片部位皮肤过敏，去除电极片后可用清水洗净后待其自然恢复。

2. 如果因睡觉时电极、探头脱落而造成监测中断或监测数据丢失，不能如期得到检测结果时，监测室技师会根据情况另行安排监测时间。

四、睡眠监测结果通常多久可以出来呢？

由专业技师从监测设备中读取大量数据，再由医生对数据进行分析，通常情况下监测结果需要 1 ～ 2 个工作日后出具。如果您还加做了多次睡眠潜伏期实验（MSLT）报告领取时间会延迟 1 天。

五、睡眠监测结果怎么看呢？

睡眠监测包含的数据量很大，类型也特别多，主要有呼吸相关事件、觉醒事件、心脏事件与运动事件、睡眠分期等。当然医生也会给出本次监测的概括和总结，将监测报告和您的实际情况相结合来判断病情。

（黄悦蕾）

第七节　纤维支气管镜检查

一、什么是纤维支气管镜检查？

支气管镜是医用内窥镜的一种，它由细长柔软的可操作镜头和带有显示器的主机组成。纤维支气管镜检查是将支气管镜经口或鼻置入受检者下呼吸道进行肺和 / 或支气管病变的观察、活检采样等的检查手段，是诊断和治疗呼吸系统疾病的一种重要方法，主要用来诊断或者治疗某些肺部疾病（如肺癌、反复性肺炎、不明原因的肺部阴影、肺结节、肺不张、胸腔积液等），以及辅助诊断咯血病因，取出支气管异物和治疗支气管狭窄等。

纤维支气管镜的类型有：光学纤维支气管镜（最常用）、自荧光纤维支气管镜、荧光共聚焦显微镜支气管镜和电磁导航支气管镜。其主要用途为：经支气管镜气道分泌物采集、经支气管镜黏膜活检及肺活检、经支气管镜支气管冲洗及肺泡灌洗等。

二、为什么要做纤维支气管镜检查呢？

现代医学已经有了像 CT、磁共振、PET-CT 成像等先进的影像学检查手段和病理、肿瘤筛查，纤维支气管检查是不是有些多余？其实不然，上述这些技术虽然已经很先进了，但是要知道病灶里究竟怎么样，恶化到什么程度了，需要抵近探查才能知道，这时就需要进行支气管镜检查了。不仅如此，支气管镜还可以充当"吸尘器"和"清洗机"，局部灌注药物，引导插管，观察疾病预后等，其作用是不可替代的。

（一）什么情况下需要做纤维支气管镜检查呢？

1.诊断疾病：

（1）不明原因的痰血／咯血（为明确出血部位和查找出血原因）、肺不张、干咳（诊断气管内肿瘤、支气管结核、异物等）、局限性哮鸣音（明确气道狭窄的部位及性质）、声音嘶哑、喉返神经麻痹／膈神经麻痹。

（2）胸部影像学显示为孤立性结节或块状阴影。

（3）痰中查到癌细胞，胸部影像学阴性。

（4）肺部感染需要利用防污染毛刷或 BAL 分离鉴定病原菌。

（5）诊断不清的肺部弥漫性病变。

（6）怀疑气管食道瘘者。

（7）评估有毒气体引起的气道损伤、烧伤。

（8）气管切开或气管插管留置导管后怀疑气管狭窄。

（9）气道内肉芽组织增生、气管支气管软化。

2. 治疗疾病：

（1）取出气管支气管内异物。

（2）协助建立人工气道。

（3）治疗支气管内肿瘤，如激光、热疗、高频电刀、放射和局部注入抗癌药物等。

（4）治疗支气管内良性狭窄。

（5）放置气道内支架。

（6）去除气管支气管内黏稠分泌物，如肺泡灌洗或冲洗治疗。

（7）大咯血患者的局部止血治疗。

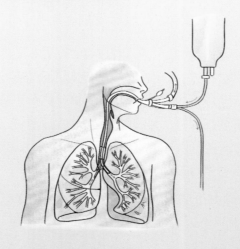

（二）纤维支气管镜检查需要定期做吗？

不需要，但对于经过一次检查仍不能明确病因者，可能需要再次检查。

（三）什么情况下不宜做纤维支气管镜检查呢？

1. 患有主动脉瘤。

2. 颅内压较高。

3. 患有心功能不全，严重高血压和心律失常。

4. 近期哮喘发作，或不稳定哮喘未控制。

5. 麻醉药物过敏。

6. 大咯血过程中或大咯血停止时间短于 2 周。

7. 受检者精神高度紧张，没用药物控制。

8. 通气功能障碍引起二氧化碳储留，而无通气支持措施。

9. 气体交换功能障碍，吸氧或经呼吸机给氧后仍无法纠正的低氧血症。

10. 出凝血机制障碍，如尿毒症、免疫抑制、肺动脉高压、肝脏疾患、凝血系统疾患、血小板减少、上腔静脉阻塞综合征等。

11. 全身状态极差者，如恶病质或终末期肿瘤。

12. 气道梗阻，支气管镜没有办法通过。

（四）做纤维支气管镜检查有风险吗？

纤维支气管镜检查是一种比较常见的微创性检查方法，操作比较简单，一般不会给身体带来严重的损伤。但也有可能会引起一些并发症，因此在检查前医生需要对受检者的情况进行全面的风险评估，而受检者及其家属也应在检查前获取并知晓有关检查的相关信息。

（五）做纤维支气管镜检查需要住院吗？

是否需要住院，通常情况下需要根据受检者的病情决定。如果是比较简单的检查，没有任何复杂的操作，一般是不需要住院的。如果同时还需要进行病理活检或者介入操作时，则需要住院观察。

三、如何配合纤维支气管镜检查？

（一）检查前我们需要做些什么准备呢？

1. 检查前需要完成哪些检查和评估呢？

需要完成呼吸系统评估、心血管系统评估和一般实验室检查（如肺功能、血氧饱和度、血红蛋白、血液白细胞及中性粒细胞、胸部 X 线检查、心电图、超声心动图等）。

纤维支气管镜检查通常采用局部麻醉，常用 2% 利多卡因咽喉喷雾，或在支气管镜头插入后滴入等。检查前，受检者需向医生说明既往应用麻醉药有无过敏或者引起的不适。

2. 检查前需要空腹吗？

需要，通常需禁食禁水 4 小时，以减少误吸的概率。上午检查者，在检查前一日晚上 22 时后禁食水，如有高血压可口服降压药；下午检查者，在当日早餐后禁食水。检查前输注 5% 葡萄糖溶液（糖尿病者除外），以避免检查时间过长而出现低血糖反应。

3. 检查前吃药会影响检查吗？

使用抗血小板药物（如阿司匹林、波立维等）、抗凝药物（如低分子肝素钙、华法林等）一般需停药 1 周；有糖尿病者当日暂停使用降糖药或胰岛素；有高血压者可正常使用降压药物。

4. 检查前可以吸烟吗？

不可以，对于长期吸烟者，检查前应戒烟 6 ~ 12 周较为理想，一般主张检查前至少应禁烟 2 周，才能减少气道分泌物和改善通气。同时需要控制呼吸道感染，包括病毒性感染的患者易诱发支气管痉挛，尤其是有哮喘史者，应经治疗待症状消失后 2 ~ 3 周再择期检查。

5. 检查前我们还需要注意些什么呢？

检查当日穿易于穿脱的宽松衣服，检查前取下假牙、眼镜、手表，不要佩戴首饰物品。检查当日带一块干净的干毛巾或纸巾，擦口水用；带好检查中用药、CT 报告或 X 片，并由家属陪同。

（二）检查过程中我们应该如何配合呢？

单纯的检查通常十多分钟就可以完成，但如果要进行病理活检或在纤维支气管镜下行介入治疗，则需要的时间会相应的延长，具体时长与受检者的配合程度、操作者的经验等多种因素有关。

1. 检查时取什么样的体位呢？

取平卧位，头尽量后仰，便于医生操作。检查时不要随意乱动，不能抬头或摇头，以避免造成支气管损伤。

2. 检查过程中出现不适该怎么办呢？

可以通过举手向医生示意，尽量避免说话，因为说话时支气管镜会损伤声带；当支气管镜插入气管、支气管内时，受检者会有呛咳，此时可在医生指导下进行深呼吸来放松；当感觉口腔内有较多分泌物时，注意不要吞咽，医生会及时擦去；检查过程中会对受检者进行神志、血氧、心率、血压等监测；给予持续氧气吸入；眼部戴上眼罩，以防分泌物进入眼内。

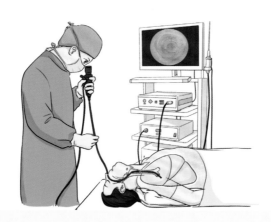

（三）检查后我们需要注意些什么呢？

1. 检查后可以马上离开吗？

不可以，需要在观察室观察 10 ~ 30 分钟，门诊受检者如无任何不适，方可离开，住院患者返回病房后仍需继续观察。

2. 检查后喉咙还有些麻麻的，但饿了太长时间可以吃东西吗？

不可以，咽喉部因为麻醉使吞咽反射减弱，检查后就进食，会使食物误入气管造成误吸。因此一般情况下仍需禁食 2 小时，之后进食少量温凉的流质，无呛咳后逐渐恢复正常饮食。但需注意忌食硬、烫食物，饮食宜清淡、易消化，避免进食辛辣刺激、油腻的食物等。

3. 检查后咳出来的痰有血，胸口还有点儿痛，这要紧吗？

不必惊慌，检查后出现少量咯血是属正常现象，常表现为痰中带血或少量血痰。这是由于检查过程中支气管黏膜擦伤、活检或细胞刷在检查时造成的黏膜损伤，一般不必特殊处理，1～3天就可自愈。如果出现咳血量较大，持续不停，有剧烈胸痛、呼吸困难等情况，应及时就诊或通知医生，并采取有效治疗及护理。

4. 检查后会对我们的日常生活有影响吗？

当然不会，但仍需要注意适当休息，避免劳累，避免剧烈运动，一周内不做较用力的动作，不可用力咳嗽咳痰，以防引起肺部出血。

四、纤维支气管镜检查结果通常多久可以出来呢？

出报告时间因项目不同而不一，不同的医院出报告的速度也有差别。

1. 镜下检查：急诊可30分钟出报告，非急诊一般当天或第二天出报告。

2. 镜下行穿刺活检术：病理报告一般需要3～5个工作日，慢性炎症等病理报告多在3个工作日内。

3. 支气管腔内抽吸物送细菌涂片或培养：细菌涂片报告第2天可出，细菌培养往往需要至少3天，结核菌培养及药敏试验需4～8周。

五、纤维支气管镜检查结果怎么看呢？

纤维支气管镜检查报告由几部分组成，包括镜下所见、活组织的组织病理和分子病理等。镜下所见是比较直观的，在操作过程中就能发现异常。组织病理和分子病理的解读则需要由专业医生进行解读。

（黄悦蕾）

第八节　过敏原测试

一、什么是过敏原测试？

过敏原是引起过敏反应的物质，常见的过敏原类型有：吸入性过敏原（如花粉、尘螨、霉菌、宠物皮屑等）、食入性过敏原（如牛奶、鸡蛋、谷物、牛羊肉、海鲜、坚果等）、接触性过敏原（如各类化妆品、染发剂、有机溶剂等及昆虫叮咬）、药物过敏原（可通过食入、吸入、接触或注射使人致敏并发生过敏反应）。

过敏原测试是指对过敏性疾病患者进行过敏原检测，找到引发过敏的真正原因，从而进行有针对性的预防和治疗。很多过敏性疾病的发生都与接触过敏原有关。

过敏原测试根据检测方式分为体内检测和体外检测。

体内检测是筛查过敏原最常用，也是最重要的方法。常用的有皮肤试验（点刺试验、斑贴试验、皮内测试等，将过敏原通过皮肤挑刺、划痕、皮内注射等方法进入致敏者皮肤内，从而刺激过敏反应发生）和激发试验（主要用于食物过敏原测试，它是模拟自然发病条件，以少量过敏原引起一次较轻的过敏反应发作，用以确定过敏原的一项试验，包括口服食物激发试验、鼻黏膜激发试验、眼结膜激发试验、支气管激发试验等）。体内检测有诱发严重过敏反应的风险，所以应在有抢救条件的医院进行。

体外血清学检测是一种安全、可靠、准确的方法，包括特异性 IgE 检测、lgG4 检测和细胞脱颗粒测定。因其不受药物限制，对于一些哮喘需要控制的患者，体内试验可能激发哮喘发作，这时可以选择血清学检测。

二、为什么要做过敏原测试呢？

过敏性疾病看似寻常，但是往往会给患者带来巨大痛苦，为了预防过敏反应的出现，最重要的就是明确过敏原。过敏原测试主要用于查明患者具体的过敏原类型，从而在根本上预防及治疗过敏性疾病，如食物过敏、过敏性鼻炎、特应性皮炎、哮喘等。但由于身边的过敏原就有几万种，所以很多患者无法通过检查找出过敏的原因。

（一）什么情况下需要做过敏原测试呢？

1. 当患者存在原因不明的过敏性疾病时，如食物过敏、过敏性鼻炎、特应性皮炎、哮喘、荨麻疹等，就可以在医生指导下进行过敏原测试。

2. 皮肤病在进行了很好的皮肤护理和外用药治疗后，病情仍持续者。

3. 对某种食物具有可靠的、立即发生的过敏反应经历。

4. 怀疑某种物质过敏。

5. 有家族过敏史的婴幼儿群体（家族中若有人存在比较严重的过敏症状时，后代也很有可能出现同类型的过敏症状，并且同一种过敏在成年人身上可能是轻微的症状，但若是婴幼儿过敏的话则很有可能引发一系列的并发症）

（二）过敏原测试需要定期做吗？

不需要，如果查出过敏原，在日常生活中避免接触、摄入即可。如果不能查出过敏原，建议详细记录发生过敏反应时摄入、接触的物质，再次前往医院进行过敏原测试。

（三）什么情况下不宜做过敏原测试呢？

1. 严重过敏反应发作期或既往曾经发作严重过敏反应，不宜常规进行过敏原测试。如临床医师判断有必要进行，则应在具备抢救设施和医护人员的场所进行。

2. 皮肤局部过度松弛、萎缩的老年患者，检查部位因色素沉着、瘢痕、手术切口等原因影响结果判读的，不建议进行皮肤过敏原测试。

3. 有严重精神、器质性疾病的，在病情不稳定期间，也不建议进行过敏原测试。

（四）哪些人群不宜做过敏原测试呢？

妊娠期女性、哺乳期女性、小于 2 岁的儿童非必要不建议进行过敏原测试。

（五）做过敏原测试有风险吗？

进行过敏原测试时，应密切注意严重过敏反应的危险信号，如痉挛性腹痛、呕吐、腹泻等消化道症状；突发全身性荨麻疹、瘙痒、脸红等皮肤及黏膜表现；喘鸣、哮喘、呼吸费力、持续剧烈咳嗽、发绀等呼吸系统表现；血压、心律紊乱、晕厥等心血管系统症状。一旦患者发生严重过敏反应，应立即进行抢救。

（六）做过敏原测试需要住院吗？

不需要，在门诊即可完成，但测试后需要原地休息片刻，以观察有无过敏反应，待无不适后再行离开。

三、如何配合过敏原测试？

（一）测试前我们需要做些什么准备呢？

1. 测试前需要空腹吗？

不需要。进食和饮水不会影响检测过程和结果，但如果是筛查食物过敏，建议检查前避免牛奶、花生、海鲜等高致敏食物，以防急性过敏反应的发生。

2. 测试前吃药会影响检测吗？

需停用抗组胺药、抗抑郁药、抗精神病药等会影响检测结果的药物。停药前一定要咨询专业医生的建议，可准备抗过敏口服药或者外用药，以备测试结束后使用。

3. 曾经发生过严重的过敏还可以做测试吗？

对于曾经发生过严重全身过敏或过敏性休克、有皮肤划痕症阳性、其他各种可能影响测试的皮肤疾病、试验区域大量疤痕等需要提前告知医生，医生会根据实际情况选择其他测试方法。

4. 测试前我们还需要注意些什么呢？

测试前清洗干净测试部位，避免涂抹防晒霜、保湿乳等护肤品，皮肤酒精过敏的患者需换用生理盐水进行局部清洁。皮试一般是在双上肢进行，

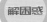

所以上衣最好选择比较宽松的款式，尤其是袖子不要过紧。保证充足睡眠，餐食尽量选择清淡的天然食物。测试前不要接触宠物，避免对测试结果产生干扰。

（二）测试过程中我们应该如何配合呢？

1. 皮肤点刺试验：由医护人员将试验抗原与对照液分别滴于试验部位皮肤上，通常是手臂内侧或背部；再用小针刺破皮肤，让点刺液进到皮肤内，5分钟后擦去全部液滴。之后密切观察点刺部位皮肤的反应，若发生过敏反应，通常在15分钟左右就会在点刺的周围出现皮疹、发红等反应，医生会观察皮肤情况出具检查结果。

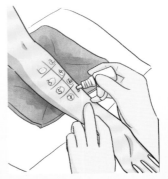

2. 口服食物激发试验：受检者接触一定数量阶梯的疑似过敏食物，观察是否出现过敏症状。未出现食物过敏、速发型食物过敏的受检者留院观察时间不少于2小时；出现食物过敏症状，但不是严重过敏反应者，留院观察时间延长至4小时；严重过敏反应者应留院观察至少24小时。

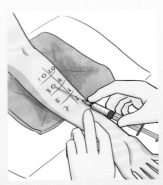

3. 皮内测试：将试验抗原与对照液各0.01～0.03毫升用皮试针头分别注入受检者皮内，使局部产生一个圆形小丘，皮试后15分钟即可观察反应结果。皮内注射时可能产生比较明显的刺痛感，而且按照测试的种类需要反复注射多次，受试者在试验过程中不要触碰注射部位，不能因痒、痛、胀等感觉去拍打、抓挠、揉搓注射部位。可将感受告知医护人员，对结果的判断会有所帮助。

4. 体外检测：穿刺采取静脉血，穿刺过程中可能会出现轻微疼痛，完成采血后注意按压止血，工作人员会将样本送往实验室进行检验。

5. 测试反应如何观察呢？

（1）皮肤症状：轻者局部出现大小不等、形状各异的粉红色风团、丘疹，一开始只是单独存在，随着时间的流逝会逐渐扩大融合；重者可突发全身性荨麻疹、瘙痒、脸红等皮肤及黏膜表现。

（2）鼻部症状：轻者鼻部会出现鼻痒、喷嚏和不停地流鼻涕，鼻涕大多为清水状的浆性鼻涕，反复出现。

（3）眼部症状：出现眼部瘙痒、流泪不止、眼睑红肿充血的严重情况。

（4）呼吸道症状：出现明显的胸闷气短、呼吸困难、哮喘、喘鸣、发绀等症状，一般在出现呼吸道反应前会有明显的打喷嚏、流鼻涕症状。

（5）全身症状：最严重的过敏反应就是过敏性休克了，大量出汗、面色苍白、脉速而弱、四肢湿冷、发绀，烦躁不安、意识不清或完全丧失，血压迅速下降乃至测不出，脉搏消失，最终导致心跳停止。一旦发生应立即告知医生，医护人员及时进行处理和抢救。

（三）测试后我们需要注意些什么呢？

1. 测试区域的皮肤该怎么处理呢？

（1）过敏原阴性区域：保持局部干燥，当天不要用力搓洗。局部有血液结痂的等待其自然脱落，不要刻意剥落。

（2）过敏原阳性区域：会产生大小不等的风团和红晕，尽量不要拍打、抓挠、揉搓，可在医生的指导下涂抹抗过敏的药膏或使用冷敷，等待风团和红晕自然消退。局部风团红晕消失前不要使用消毒液、清洁产品进行清洗，可用冷开水冲洗后擦干。

（3）有其他比较严重的过敏症状或原有过敏性疾病症状加重的，请在医生的指导下正确处理并复诊。

2. 测试结果呈阳性应该在日常生活中注意些什么呢？

（1）花粉过敏：花粉浓度较高的季节注意关窗，尽量减少户外活动时间；户外活动时戴防护口罩；开花季节避免在户外晾晒衣物被单；室内安装空调及高效空气过滤器。

（2）尘螨过敏：保持室内清洁，空气流通，降低湿度，定期清洗空调过滤网；每周清洗床单被褥，定期使用具有除尘螨的吸尘器清洁床褥、沙发；远离毛绒玩具，不用地毯、挂毯等。

（3）霉菌过敏：定期打扫，保持室内清洁干燥；及时处理家中发生霉变的食物、用物、家具和墙壁；梅雨季节按需要使用除湿机，衣物要太阳曝晒干透后再穿着和储存；生活区域使用高效空气过滤器。

（4）动物皮屑过敏：不养宠物或至少宠物不进卧室。

（5）蟑螂：做好食物的收纳；使用安全的杀虫剂或请专业团队杀虫。

（6）食入性过敏原：仔细查看食物的配料表，应严格回避过敏食物。

四、过敏原测试结果通常多久可以出来呢？

测试结果受测试方法、医院、患者过敏原类型等因素影响，一般皮肤点刺试验 15 分钟左右就可以看到结果，口服食物激发试验 2 ～ 4 小时可以得出结果，体外检测则需要 2 ～ 3 个工作日拿到检验结果。

五、过敏原测试结果怎么看呢？

过敏原测试主要包括皮肤点刺试验、口服食物激发试验、特异性 IgE 检测等，临床医护人员会根据检测结果做出正确的判断。

1. 皮肤点刺试验

阳性：点刺周围出现皮疹、发红以及较大风团（[+]：风团反应为阳性对照的 1/3；[++]：风团反应为阳性对照的 2/3；[+++]：风团反应与阳性对照相同；[++++]：风团反应大于阳性对照）。阴性：点刺周围无反应，或仅出现 <3 毫米的小风团。

2. 口服食物激发试验

阳性：试验 2 小时内出现食物过敏，判断为速发阳性；试验结束后 2 小时内未出现食物过敏，观察 2 ～ 4 周时间，若出现食物过敏，判断为迟发阳性。阴性：观察期内未出现食物过敏。

3. 皮内试验

阳性：局部皮丘隆起，并出现红晕直径超过 1cm，或周围有伪足、局部发痒。阴性：皮丘无改变，周围不红肿，或皮丘周有红晕，直径 <1 厘米，患者无自觉症状者。

4. 特异性 IgE 检测

阴性：<50U/ 毫升；轻度敏感：50 ～ 100U/ 毫升；中度敏感：100 ～ 200U/ 毫升；重度敏感：>200U/ 毫升。

（黄悦蕾）

第九节　呼出气一氧化氮测定

一、什么是呼出气一氧化氮测定？

人体一氧化氮（NO）产生的主要部位在呼吸道的大气道，是一种重要的炎症介质。当呼吸道受到炎症刺激时，一氧化氮会释放到呼吸道中，与呼出气体中的成分发生反应。

呼出气一氧化氮测定就是通过测量人体呼出气体中的一氧化氮浓度来诊断是否患有呼吸道疾病的一种检测方法，可分为口呼气一氧化氮测定和鼻呼气一氧化氮测定两种。

呼出气一氧化氮测定广泛应用于呼吸道疾病（如支气管哮喘、慢性咳嗽、慢性阻塞性肺疾病、过敏性鼻炎等）的诊断与监控，还可用以判断吸入糖皮质激素治疗的效果、评估哮喘控制水平、指导调整药物治疗方案。

二、为什么要做呼出气一氧化氮测定呢？

呼出气一氧化氮测定是近年来呼吸与危重症医学科开展的一项新型、无创检查，其过程无创伤、安全、便捷，检测灵敏度高、重复性好，结果精确、可靠易得，是一种理想有效的无创评估气道炎症疾病的检查方法。

（一）什么情况下需要做呼出气一氧化氮测定呢？

1. 存在反复发作的咳嗽、咳痰、喘息、气促、胸闷等症状，多在夜间或凌晨发生刺激性干咳（怀疑哮喘或咳嗽变异性哮喘者）。

2. 存在长期或季节性鼻痒、流涕、喷嚏、鼻塞等上气道疾病（包括过敏性鼻炎、慢性鼻窦炎、鼻息肉等）。

3. 胸闷为唯一症状的患者。

4. 有慢性呼吸系统病史需提供诊断依据、评估病情、评估用药疗效或依从性、指导用药等。

5. 无法配合完成肺功能等其他检查的咳喘患者。

6. 长期接触室内空气污染（甲醛、苯、氨、油烟、二手烟等）、室外空气污染（雾霾等）、化工、电子、粉尘和辐射等。

7. 对环境与饮食过敏。

（二）呼出气一氧化氮测定需要定期做吗？

不需要，但对于有慢性呼吸系统疾病需要随访病情变化时，需定期复查呼出气一氧化氮指标，从而对患者的状态、治疗反应做出一个整体、系统的评价，为后续的治疗做出决策判断，具体随访频率由医生根据患者病情而定。

（三）什么情况下不宜做呼出气一氧化氮测定呢？

口腔严重畸形、口腔严重感染、机械通气、气胸、大量胸腔积液者不宜进行该项检查。

（四）做呼出气一氧化氮测定有风险吗？

没有，检测是通过对采集的标本进行分析，受检者只需轻呼一口气，结果易得，安全无创，无风险。

三、如何配合呼出气一氧化氮测定？

（一）检测前我们需要做些什么准备呢？

1. 检测前需要空腹吗？

需要，为了避免食物引起的干扰，建议检测前 3 小时禁食、1 小时禁止吸烟以及喝咖啡、茶、酒、碳酸、豆浆类饮品。检测前 3 小时内禁止食用富含氮的特殊食品（如西蓝花、芥蓝、生菜、莴苣、芹菜、水萝卜、熏制、腌制类食品等），因为这些食物会使呼出气一氧化氮的浓度异常升高；而咖啡、茶、酒、碳酸、豆浆类饮品会导致呼出气一氧化氮的测量数值降低，进而影响检测结果的准确性。

2. 检测前哪些行为会影响检测呢？

检测前 1 小时避免剧烈运动，接触过敏原，使用激素、抗生素（若有需主动告知三天内使用激素、抗生素情况），主动或被动吸烟（若有需记录长期主动或被动吸烟史）等，以上行为会使呼出气一氧化氮测量值偏低，产生假阴性结果。

3. 一样是吹气，可以和肺功能检查一起做吗？

不建议，测试前 1 小时不能进行肺功能检查，若需同时行肺功能等检测，应先完善呼出气一氧化氮测定，再进行相关呼吸诊疗操作。

4. 检测前我们还需要做些什么准备呢？

检测前充分漱口；需保证在检测前 2 周内无呼吸道感染史，若有应及时告知医生。

（二）检测过程中我们应该如何配合呢？

1. 口呼气一氧化氮测定

检测时受检者取坐位，手持呼气过滤器，先深呼气，呼出肺部气体，再用嘴包紧过滤器，通过过滤器吸气至最大限度后，立即通过过滤器以一定呼气流速匀速呼气直至最后检测结束。呼气时避免漏气、换气、憋气、吞口水。

2. 鼻呼气一氧化氮测定

检测时受检者手持鼻呼气管，把鼻呼头装在呼气管顶部，用鼻呼头堵住一侧鼻孔，另一侧鼻孔保持呼吸通畅，持续吹响口哨，直至最后检测结束。

3. 检测时我们还需要配合医生做些什么呢？

（1）受检者呼气持续时间一定要充足 (12 岁以下的儿童至少 4 秒，

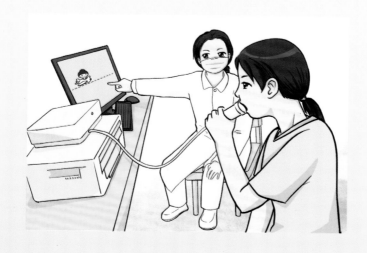

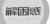

≥ 12 岁的儿童及成人大于 6 秒)，呼吸过程中听从医生指示，配合做出相应的呼吸过程。

（2）婴幼儿、ICU 患者以及其他不能很好配合口呼气检测者，医生会将储气袋置于受检者口鼻处，此时呼吸 30 ~ 60 秒并使用储气袋来收集呼出气，以此来进行测量。检测过程中吸气及呼气应连续进行，不可屏气及停顿。

四、呼出气一氧化氮测定结果通常多久可以出来呢？

检测完毕后仪器会自动分析，生成检测报告，正常情况下 2 分钟就可以拿到结果。

五、呼出气一氧化氮测定结果怎么看呢？

呼出气一氧化氮测定报告有两个数值，一个是口呼气测定项目结果，一个是鼻呼气测定项目结果，分别代表了上呼吸道和下呼吸道的气道炎症情况。具体情况，临床医生可以结合肺功能一起进行分析。

（相 晔）

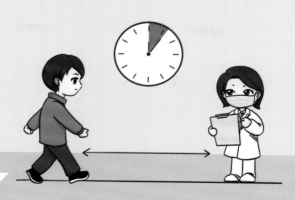

3 心血管系统常见检查

第一节　超声心动图检查

一、什么是超声心动图检查？

超声心动图检查是一项使用超声波来检查和评估心脏结构和功能的无创性检查技术，通过高频声波显示心脏的解剖结构、瓣膜功能、血流情况以及心腔内的活动等，为医生提供心脏各方面的信息。

临床常用的超声心动图主要有 M 型、二维和多普勒超声心动图。M型超声可以显示心脏的垂直运动；而二维超声可以显示心脏的各个切面，帮助医生更好地了解心脏的结构；多普勒超声则可以显示血流的方向和速度，有助于评估心脏的血流动力学状态。此外，还有经食管超声、实时三维超声、负荷超声等多种特殊类型的超声心动图，它们在某些特定情况下能提供更多信息。

超声心动图可以直观的反映心脏和大血管的结构形态，实时显示其生理活动情况、动态评估心功能，具有无创性、可重复性、价格相对低廉和可以在患者床旁进行操作等无可替代的优势，在临床工作中占据着越来越重要的地位，为心血管疾病诊断水平的提高开辟了崭新的领域。

二、为什么要做超声心动图检查呢？

超声心动图是一种重要的心血管检查技术，可以帮助医生更好地了解受检者的心脏结构和功能，协助诊断心脏及心血管疾病；可以监测心脏疾病的进展和治疗效果；可以预测和评估心血管疾病的风险，对于预防心血管疾病的发生和恶化具有重要意义；还可以指导治疗方案和手术决策等。

（一）什么情况下需要做超声心动图检查呢？

1. 存在心脏疾病的症状或体征，如胸闷、心悸、气短等。

2. 疑为心源性疾病引起的症状或体征，如胸闷、胸痛、气促、心悸、晕厥、短暂性脑缺血发作、中风或外周栓塞等。

3. 既往相关检查发现心脏疾病或结构异常等。

4. 疑似或已经患有先天性心脏病、心肌病、瓣膜病、冠心病、心包疾病、心脏肿瘤等相关疾病。

5. 心脏疾病高风险人群，如高血压、糖尿病、高血脂人群，以及患有可能累及心脏的其他系统疾病，如风湿免疫系统疾病、肾脏疾病等。

6. 接受有心脏损害潜在风险的治疗，如肿瘤化疗、放疗等。

7. 心脏术后患者的复查及心脏疾病患者的长期随访等。

8. 需要进行心脏手术或介入治疗的患者，进行超声心动图检查可以帮助医生评估手术风险，制定手术方案等。

9. 需要进行心脏移植的患者，进行超声心动图检查可以帮助医生评估心脏的供体质量和匹配程度。

（二）超声心动图检查需要定期做吗？

是否需要定期检查应根据个体情况而定，具体的检查频率应由医生根据患者的病情制定合适的检查计划。

对于心脏病患者，定期检查有助于监测心脏结构和功能的改变，评估病情进展和治疗效果，及时调整治疗方案。

对于没有心脏病史，但存在心血管疾病高危因素的人群，如高血压、糖尿病、高血脂等，定期检查可以及早发现心脏结构和功能的异常，便于采取相应的干预措施，预防心血管事件的发生，降低心血管疾病的风险。

（三）什么情况下不宜做超声心动图检查呢？

超声心动图检查有经胸超声检查和经食道超声检查2种途径，临床上常采用经胸超声检查，通常情况下无明显禁忌症。

对患有严重心律失常、严重心衰、急性心梗、高血压或血压过低、肝硬化、食道病变、咽部溃疡、极度体质虚弱、严重精神疾病无法配合检查、麻醉药过敏等的患者，禁止做经食道超声检查。

（四）做超声心动图检查有风险吗？

超声心动图是一种无创、无痛、无辐射的检查方法，安全性较高，可能有少部分人会存在轻微的不适，一般情况下均可耐受。

三、如何配合超声心动图检查？

（一）检查前我们需要做些什么准备呢？

1. 检查前需要空腹吗？

通常情况下，常规的超声心动图检查都会选择经胸检查，此时是不需要空腹的，但仍要避免过度饮食或饮水，以免食物和水分对检查结果的影响。经食道超声检查则需要禁食 8 ~ 10 小时，检查前 4 小时内不能饮水，以免影响检查的清晰性及发生误吸。

2. 检查前吃药会影响检查吗？

通常情况下不会，可以正常服药，但需要在检查前告知医生自己所服药物。经食道超声检查则需要在医生的指导下停用某些药物，如抗凝药等。

3. 检查前对个人着装有什么特殊要求吗？

应穿着宽松、舒适，便于穿脱的衣服，以便于暴露检查部位，不要穿连衣裙或连体衣。经食道超声检查时可自备一块干净的小毛巾，检查前取下假牙等其他物品。

此外，检查前避免剧烈运动，保持放松和稳定的心态，避免过度紧张或焦虑，以免影响检查过程和结果。

（二）检查过程中我们应该如何配合呢？

1. 检查时取什么样的体位呢？

多采取左侧卧位，超声探头放置于受检者的胸骨左旁；儿童采用平卧位，在剑突下、胸骨旁及胸骨上窝进行检查。食道超声检查时取左侧卧位，颈部略前倾曲，经咽喉部麻醉后，将超声探头从口腔置入，在内镜下进行检查。若有吞咽困难时也会采用仰卧位。

2. 检查时我们还需要配合医生做些什么呢？

检查过程中保持静止状态，不要随意移动身体，不讲话，按照医生的要求进行呼吸、屏气等动作。进行食道超声检查时可能会有恶心，也有口水流下的可能，可用手势与医生沟通，不要说话，更不可咬纤维镜。

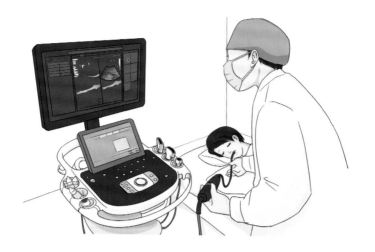

（三）检查后我们需要注意些什么呢？

经食道超声检查后需禁食水 2 小时，2 小时后可以先服用温凉水，注意观察是否有呛咳，喉部疼痛，术后稍有点咽喉部不适，但能够逐步缓解。

四、超声心动图检查结果通常多久可以出来呢？

通常情况下检查后当天就可以获得结果。

五、超声心动图检查结果怎么看呢？

超声心动图是了解心脏结构和功能的检查，其结果一般包含数据记录、状态描述和结论，获得结果后需由专业的专科医生进行详细的解读。

（沈　军）

第二节　24 小时动态心电图检查

一、什么是 24 小时动态心电图（Holter）检查？

24 小时动态心电图（DCG），是一种通过长时间连续记录，并编辑、分析人体心脏在活动和安静状态下心电图变化状况的检查。

与常规心电图检查不同的是，普通心电图检查时间短，只能记录检查时的心电变化，难以捕捉到异常的心脏电活动，而且必须在医院进行，检查结果容易受各种因素影响。而动态心电图则是通过粘贴在受检者体表的电极片，连接在心电记录仪上，连续记录受检者在日常生活状态下心电活动的全过程，为明确诊断提供依据。

二、为什么要做 24 小时动态心电图检查呢？

动态心电图的一个用途就是用于检测各种心律失常，无论是心动过缓，还是心动过速，它在每个人身上都不会持续一整天，而是发作性的，可以在几秒钟前还好好的，突然就出现了明显的心动过速，等你想到医院就诊，还没走出家门，它又消失了。

（一）什么情况下需要做 24 小时动态心电图检查呢？

1. 心悸、气促、头昏、晕厥、胸痛等症状性质的判断。

2. 心律失常的定性和定量诊断。

3. 心肌缺血的诊断和评价，尤其是发现无症状心肌缺血的重要手段。

4. 心肌缺血及心律失常药物疗效的评价。

5. 心脏病患者预后的评价，通过观察复杂心律失常等指标，判断心肌梗死后患者及其他心脏病患者的预后。

6. 选择安装起搏器的适应证，评定起搏器功能，检测与起搏器相关的心律失常。

7. 医学科学研究和流行病学调查，如正常人心率的生理变动范围，宇航员、潜水员、驾驶员心脏功能的研究等。

（二）24 小时动态心电图需要定期做吗？

不需要，但是复查频率要根据受检者的健康状况而定，如作为筛查心脏疾病可 1 ~ 2 年做一次；老年人可一年做一次，可早期诊断心脏病并提供及时治疗；心律失常患者服药一个月后需要复查动态心电图；对病情稳定的心律失常、起搏器术后、心肌梗死等，建议 3 个月左右复查一次。

（三）哪些人群不宜做 24 小时动态心电图检查呢？

动态心电图检查是一项安全、方便的心功能检查，没有绝对的禁忌症，但有些人群不建议即刻进行检查。

1. 患有严重皮肤疾病者，粘贴电极片可能会加重皮肤感染。

2. 精神状况不稳定者，疾病发作时将无法达到检查要求。

3. 处于心脏病急性发作期者，普通心电图会比动态心电图检出率更高，可待病情稳定后再做。

（四）做 24 小时动态心电图检查有风险吗？

没有，这是一项安全简便、无辐射、无创的检查，心电记录仪轻巧，便于受检者携带，不影响日常生活。

三、如何配合 24 小时动态心电图检查？

（一）检查前我们需要做些什么准备呢？

1. 检查前需要空腹吗？

不需要，可以正常饮食。

2. 检查前对个人着装有什么特殊要求吗？

因需要在受检者胸部粘贴电极片，建议穿着宽松、易于穿脱的衣物，选择棉质地的，以避免静电干扰。同时要保持局部皮肤清洁、干燥，不要涂抹润肤产品，以防影响电极片的粘贴牢固度。

此外，请按预约时间到达检查室，以免造成监测时间缩短。通常在佩戴心电记录仪前，会进行常规心电图检查。

（二）检查过程中我们应该如何配合呢？

1. 佩戴记录仪后宜动不宜静，那可以去健身吗？

不可以，虽然动态心电图检查可以让受检者正常生活，但是应避免剧烈运动，尤其是双上肢运动。因为剧烈运动会使肌肉收缩，从而干扰心电图的记录。同时运动后出汗，也会使电极片固定不牢固，而影响检测效果。

2. 佩戴记录仪后可以洗澡吗？

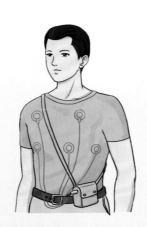

不可以，洗澡会造成电极片粘贴不牢固，线路受潮，使记录仪损坏，从而影响数据的采集。

3. 检测过程中可以使用手机吗？

尽量远离，如必须使用应注意时间不宜过长。同时要注意避免接触强烈的磁场和电场，如微波炉、电磁炉等，以免心电图波形失真，干扰过多而影响检测结果。

4. 检测过程中如果电极片脱落了该怎么办呢？

应及时复位或是去医院寻求帮助，医生可根据脱落情况进行处理或是重新预约检查时间。

此外，要注意防止碰撞，保护导联线，避免拉扯，以确保信号的正常传输。

（三）检查后我们需要注意些什么呢？

1. 检查后记录仪可以自己拆除吗？

尽量不要，受检者通常在检查次日需要将记录仪归还医院检查室，需由专业医护人员进行拆除，以免因拆除不当造成仪器损坏。

2. 检查后的局部皮肤应该怎么处理呢？

一般情况下用毛巾擦净可能残留的电极凝胶即可，若有皮肤过敏者不要用力抓、搓，用温水洗净过敏的皮肤，以免皮肤进一步受损。

四、24 小时动态心电图检查结果通常多久可以出来呢？

通常情况下，检查结果会在记录仪返还后第二日获得。

五、24 小时动态心电图检查结果怎么看呢？

动态心电图检查报告中包含较多内容，由于结果解读专业性较强，理解难度较大，建议拿到报告后，及时咨询医生，避免自己解读错误，造成严重后果。

（潘春凤）

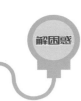

 第三节　24 小时动态血压检查

一、什么是 24 小时动态血压检查？

24 小时动态血压全称无创性血压监测，是通过受检者佩戴血压记录仪连续记录按照设计模式要求的白昼、夜间血压，来获得血压在全天内的变化规律的一项检查。它可以避免单次血压之间的客观差异和"白大衣"现象（看见医护人员而紧张造成的高血压），可以真实反映受检者在日常活动时的血压情况。

二、为什么要做 24 小时动态血压检查呢？

与偶尔一次测量的血压相比，动态血压可以避免情绪、运动、进食、吸烟、饮酒等因素的影响；可以获得更多的血压数据，真实反映血压在全天内的变化规律；对早期无症状的轻度高血压或临界高血压者，提高了检出率并可得到及时治疗；还能帮助医生指导药物治疗，测定药物治疗效果。

（一）什么情况下需要做 24 小时动态血压检查呢？

1. 对可能由高血压引起的头晕、头痛等症状进行确诊或鉴别诊断。

2. 对偶尔测得血压升高而疑似有高血压者进行的明确诊断。

3. 对高血压患者进行用药指导和疗效观察。

4. 对治疗中或治疗效果不好的高血压患者，进行药物疗效的观察和治疗药物的选择。

5. 对高血压治疗方案的评价。

（二）24 小时动态血压需要定期做吗？

不需要，只有当身体出现相应症状或符合适应症的情况下，进行针对性的检查即可。

（三）什么情况下不宜做 24 小时动态血压检查呢？

当需要绝对安静卧床休息，如心肌梗死急性期、不稳定心绞痛，不宜进行需要频繁测量的动态血压；严重心律失常，如频发房早、持续性房颤，往往测不出血压；有严重血液系统疾病、严重皮肤病、传染病急性期及发热者，频繁测量血压会加重病情，不宜进行动态血压检查。

（四）做 24 小时动态血压检查有风险吗？

没有，这是一项安全简便、无不良反应的检查，像动态心电图一样不受日常生活的影响。但是由于夜间也会定时进行血压测量，可能会影响受检者休息，导致受检者睡眠质量变差。

（五）一样是 24 小时检查，动态血压和动态心电图可以一起做吗？

可以，但仍需要根据受检者的实际情况而定。

三、如何配合 24 小时动态血压检查？

（一）检查前我们需要做些什么准备呢？

1. 检查前需要空腹吗？

不需要，可以正常饮食，但需要避免食用油腻、辛辣等刺激性食物，同时还需要避免饮酒，以免出现血压波动，影响检测结果。

2. 检查前吃药会影响检查吗？

需要根据检查目的来判断，因此需在专业医生的指导下进行，不可自行服用或停用药物。

3. 检查前对个人着装有什么特殊要求吗？

穿着贴身舒适有袖子的内衣，方便血压计袖带的固定。避免穿着过于紧身、影响手臂血液循环的衣物及佩戴饰物。

此外，检查前需要保持规律作息，避免熬夜，避免剧烈运动。

（二）检查过程中我们应该如何配合呢？

1. 袖带要绑在哪个手臂上呢？

通常情况下会选择左臂，或是非惯用一侧手臂，以减少手臂活动对血

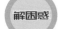

压监测的影响，当然在进行监测前会对双臂进行血压测量，以了解双侧手臂的差值。

2. 袖带绑得过紧或过松可以自己调整吗？

可以，但是通常情况下，医生在为受检者佩戴袖带时，会根据受检者的实际情况进行调整，并在正式监测开始前进行 2 ~ 3 次测量，来确认袖带是否合适，仪器是否正常。受检者需要在监测过程中防止袖带脱落，保护好仪器。

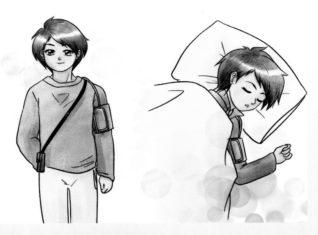

3. 血压测量的间隔时间是多久呢？

通常情况下会设定为，白天 15 ~ 20 分钟一次，夜间 30 分钟一次。

4. 佩戴记录仪后可以洗澡吗？

不可以，自行拆除记录仪，会使监测中断，造成数据记录不完整，从而影响数据分析结果。而且洗澡后会使体内血管舒缩，导致血压升高或降低，从而影响检测结果，造成医生误判。

5. 为什么有时袖带会反复充气，反复测量呢？

这是由于测量时手臂活动所致，因此当开始自动测压时，手臂应保持伸直或垂直，呈静止不动状态，直至测量结束再开始正常活动。同时要注意避免测压管扭曲、受压、折叠，夜间睡眠避开绑有袖带的一侧手臂。

6. 为什么测量时手臂会有刺痛感呢？

这是由于袖带充气加压，对局部血管造成压力所致，等测量结束后刺痛感就会消失，通常情况下这种刺痛是可以耐受的，如果疼痛持续加剧则需要及时询问医生并予以处理。

7. 监测过程中可以服用降压药吗？

需要根据检查目的而定，如果已确诊为高血压，需要评价治疗效果，可以正常服用药物；若疑似有高血压，为明确诊断则应尽量不服药。

（三）检查后我们需要注意些什么呢？

1. 检查后需要及时归还记录仪吗？

需要，为了及时对数据进行分析判断，受检者应在检查后早上及时将记录仪归还医院检查室。

2. 检查后为什么绑过袖带的手臂会有小红点呢？

这是由于反复多次充气测量，使皮下的毛细血管破裂所致，不用担心，也无需特殊处理，过一段时间可自行消退。

四、24 小时动态血压检查结果通常多久可以出来呢？

通常情况下，检查结果会在记录仪返还后第二日获得。

五、24 小时动态血压检查结果怎么看呢？

动态血压检查报告中包含监测数据和检查结论，由于结果解读专业性较强，理解难度较大，建议拿到报告后，及时咨询医生，避免自己解读错误，造成严重后果，必要时医生还需要结合其他检查予以明确诊断。

（潘春凤）

第四节　冠状动脉造影检查

一、什么是冠状动脉造影检查？

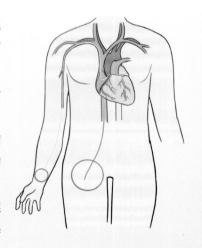

冠状动脉造影是诊断冠状动脉粥样硬化性心脏病（冠心病）的一种常用而有效的方法，是一种较为安全可靠的有创诊断技术，广泛应用于临床，被认为是诊断冠心病的"金标准"。

将导管经大腿股动脉或其他周围动脉插入，送至升主动脉，然后再经左或右冠状动脉口插入，注入碘造影剂，使冠状动脉显影，能明确地揭示冠状动脉的解剖畸形及其阻塞性病变的位置、程度与范围，是唯一能直接观察冠状动脉形态的诊断方法。

二、为什么要做冠状动脉造影检查呢？

在临床上有一些患者，即使使用心电图、动态心电图、超声心动图、冠脉 CT 等各种常用的无创性检查手段，也不能确定是否患有冠心病，这个时候就需要借助冠状动脉造影检查来明确。若患者已经明确有冠心病，为进一步了解血管的情况，了解冠心病病变的具体部位、位置、程度和性质，为制定进一步的治疗措施提供有力的信息，则需要进行冠状动脉造影检查。

（一）什么情况下需要做冠状动脉造影检查呢？

1. 不明原因的胸痛：当患者出现胸痛症状，又无法通过非侵入性检查明确诊断时，行冠脉造影检查可以帮助医生判断是否存在冠心病。

2. 心绞痛和心肌梗死：对于稳定型心绞痛、不稳定型心绞痛以及急性心肌梗死患者，行冠脉造影检查可以帮助医生评估病变的范围、程度和严重程度，在术中就能进行紧急的治疗。

3. 做完冠脉 CTA 提示重度狭窄，心电图怀疑严重的心肌缺血，条件允许下都建议进一步行冠脉造影检查。

4. 不明原因的心力衰竭或心律失常：冠脉造影检查可以帮助医生判断心力衰竭或心律失常是否与冠心病有关，并指导进一步的治疗。

5. 其他心脏手术：冠状动脉搭桥术前、冠状动脉介入治疗后复发心绞痛、先天性心脏病手术前、瓣膜病手术前等都需要行冠脉造影检查进行评估。

（二）冠状动脉造影检查需要定期做吗？

多少时间做一次需要根据患者的具体病情来决定。通常情况下，心绞痛症状频繁或有急性心肌梗死等需要及时进行检查；支架治疗术后 8 ~ 12 个月需复查一次冠脉造影，以观察支架内皮化程度和血管通畅情况，以及其他血管情况是否需要再次治疗；若支架术后仍有心绞痛等症状，建议及时复查；支架治疗术后一年后无明显不适症状，规律服药，无基础疾病和不良嗜好，其他冠脉情况良好者，进行冠脉 CT 检查即可。

（三）什么情况下不宜做冠状动脉造影检查呢？

1. 严重的肾功能不全：由于检查需要使用造影剂，而造影剂会对肾脏造成一定的负担。因此，对于已经存在严重肾功能不全的患者，冠脉造影检查可能会进一步损害肾脏功能。

2. 严重的肺部疾病或呼吸功能不全：在检查过程中需要患者保持相对静止的状态，并配合医生的指导进行呼吸。对于存在严重肺部疾病或呼吸功能不全的患者，可能难以满足检查的要求，因此不适合进行冠脉造影检查。

3. 对造影剂过敏的患者：已知对碘造影剂过敏的患者，冠脉造影检查可能会引发过敏反应，因此不适合进行。

4. 合并严重心律失常和完全性房室传导阻滞、电解质紊乱等。

（四）做冠状动脉造影检查有风险吗？

还是存在一定风险的，因此在检查前医生会对患者进行综合风险评估，让其及家属知晓检查可能存在的风险，并做好各项准备和检查工作。

1. 冠脉造影穿刺的是动脉，可能会引起血管损伤及穿刺部位的出血和血肿。

2. 碘过敏及碘造影剂对肾脏的损害。

3. 高压注射器将造影剂注射至冠脉，压力比较大，速度比较快可能会诱发急性心衰或恶性心律失常。

4. 冠状血管内置入支架会损伤局部血管引起局部血管夹层、破裂等风险，植入支架后可能会有支架内血栓形成的风险。

5. 手术过程中可能会发生冠状动脉夹层、心包压塞，急性心肌梗死甚至猝死的风险。

（五）做冠状动脉造影检查需要住院吗？

需要，冠状动脉造影检查属于一种微创介入检查，具有一定的创伤性，术后需要留院观察一段时间，判断患者的生命体征以及病情变化，避免发生肾功能不全、大出血、炎症感染、心律失常、心力衰竭等不良情况。

三、如何配合冠状动脉造影检查？

（一）检查前我们需要做些什么准备呢？

1. 检查前需要空腹吗？

不需要，但也不能吃得过饱，可进食少量干食（馒头、面包），少饮水，以免术中出现恶心、呕吐，导致误吸。

2. 检查前吃药会影响检查吗？

为了避免过度紧张引起血管痉挛，视情况在术前按医嘱适量服用镇静药物。通常情况下，术前需要服用抗血小板聚集药物，

3. 检查前对个人着装有什么特殊要求吗？

检查前需取下所有饰品、假牙、眼镜等物品，更换衣裤，不穿内衣裤，上衣反穿。

此外，检查前一日需要训练床上大小便，检查前排空膀胱。

（二）检查过程中我们应该如何配合呢？

1. 检查时取什么样的体位呢？

术中体位需要配合医生指示进行调整，以便更好地观察和操作。

2. 检查过程中会置入支架吗？

不一定，但是冠脉造影和支架置入是可以一起进行的，是整个检查过程中的两个流程，是否置入支架则需要通过冠脉造影结果来决定。

（三）检查后我们需要注意些什么呢？

1. 检查后需要观察些什么呢？

（1）生命体征监测：检查后会定时对患者的心率和血压进行监测，如有异常应及时处理。

（2）穿刺部位的观察：随着医疗技术的进步，冠脉造影通常经手腕或手臂动脉穿刺更为常见，但如遇特殊情况也会选择股动脉穿刺。术后患者伤口处有一压迫器压迫伤口来防止出血，注意不要随意拉扯、移动或自行拆除。注意观察穿刺部位是否有肿胀、出血或疼痛，无异常情况医生会根据患者情况放松和解除压迫器。压迫期间，选择手臂动脉穿刺者，应抬高术肢，做握拳动作，以减轻术肢肿胀；选择股动脉穿刺者，应注意观察足背动脉搏动及肢端温度，适当活动脚背。

2. 检查后就可以下床活动吗？

不可以，尤其是选择股动脉进行穿刺者，术后伤口予加压包扎，并予沙袋压迫 6 小时，术肢制动 24 小时；置入支架有鞘管者在拔除鞘管后，再予加压包扎，沙袋压迫 6 小时，制动时间延长至鞘管拔除后 24 小时；放置血管闭合器者，伤口处无需沙袋压迫，术肢制动 6 小时，24 小时后拆除绷带方可下床活动。

3. 检查后我们还需要注意些什么呢？

卧床期间需在床上进行大小便；下床解便避免过度用力，以免造成伤口出血；经手腕或手臂动脉穿刺者，避免过度使用手臂或提重物；进食易消化的食物，多饮水，以促进造影剂的排出；伤口处 3 天内不宜碰水，穿着宽松的棉质内衣，避免摩擦伤口。

四、冠状动脉造影检查结果通常多久可以出来呢？

一般在 1 ～ 4 小时内获得结果，由于每个医院的情况不同，所以出结果的时间也会存在差异。

五、冠状动脉造影检查结果怎么看呢？

检查结果会显示冠状动脉存在的病变，但建议仍需咨询专业医生进行相应治疗。

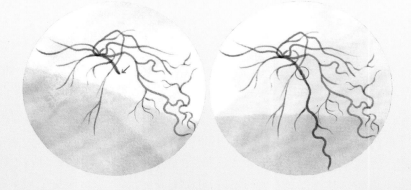

（潘春凤）

第五节　心肺运动功能试验

一、什么是心肺运动功能试验？

心肺运动功能试验，是一种用来检测人体心肺功能对运动应激的整体反应的综合评估方法。通过监测受试者从静息状态到运动，至最大用力状态，及再恢复到静息状态过程中的心率、呼吸、血压、血氧饱和度及心电图等指标的变化。记录受试者在测试过程中出现的相应状态，客观反映不同负荷水平下发生的生理、病理变化及功能受损程度，从而综合评价受试者的心肺功能、运动耐量以及运动风险。

心肺运动功能试验最常见的检测项目有平板运动试验和踏车试验，老年受试者及有关节损伤的受试者选择踏车试验更为安全，而运动平板则类似于健身房里的跑步机，适合运动能力较好的人群。

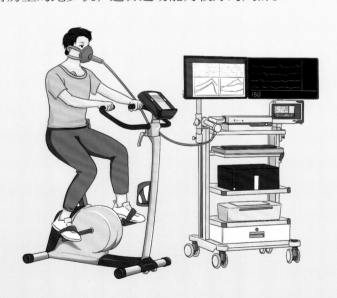

二、为什么要做心肺运动功能试验呢？

心肺运动功能试验广泛应用于临床，可以帮助医生诊断心肺疾病，评估受试者的心肺功能状况，制定个体化的运动处方，预测疾病进展和预后等。同时，心肺运动功能试验还可以用于评估运动员的心肺功能状况，预测其在高强度运动中的表现和风险。

1. 诊断心肺疾病：通过观察受试者在运动中的表现，可以发现心肺功能的异常，为进一步诊断和治疗提供依据。

2. 评估运动耐量：通过了解受试者的心肺功能状况，判断其运动耐量，评估运动风险，并为受试者制定适合的运动方案，避免因过度运动而导致的风险。

3. 指导康复治疗：通过心肺运动功能试验的结果，医生可以为受试者制定个性化的康复治疗方案，指导相关疾病患者的日常生活、工作强度等，帮助其恢复心肺功能，提高生活质量。

4. 预测疾病进展和预后：通过观察受试者在运动中的表现，可以预测其未来心肺疾病的发展趋势及可能的并发症风险，为进一步的预防和治疗提供依据。

（一）什么情况下需要做心肺运动功能试验呢？

1. 需要评估心肺功能者：有助于医生对患者的病情进行准确的评估，制定合适的治疗方案。

2. 运动能力受限者：帮助医生找到导致患者运动能力受限的原因，并制定个体化的运动处方，提高其运动能力。

3. 患有其他内科疾病拟进行运动训练治疗者：可以帮助医生评估患者的运动耐量和风险，指导患者进行安全有效的运动训练治疗。

4. 运动员和需要高强度运动者：可以帮助评估这些人群的心肺功能状况，预测其在运动中的表现和风险，从而制订个体化的训练计划和运动处方，提高其运动表现和预防运动损伤。

5. 外科术前风险评估：在进行高风险手术前、患者存在未知风险的情况下，心肺运动试验能在一定程度上进行风险预判。

（二）心肺运动功能试验需要定期做吗？

对于某些人群，定期进行心肺运动功能试验是有必要的，但具体频率应该根据个体情况而定。

对于慢性心肺疾病患者，如慢性阻塞性肺疾病（COPD）、心力衰竭等，定期进行心肺运动功能试验有助于评估病情、调整治疗方案和预防并发症。

此外，对于需要进行高强度运动或竞技体育的运动员和健身爱好者，定期进行心肺运动功能试验有助于评估心肺功能状况、预测运动表现和预防运动损伤。

（三）什么情况下不宜做心肺运动功能试验呢？

对于患有急性心肌梗死、不稳定型心绞痛、严重心律失常、有晕厥史、感染性心内膜炎活动期、夹层动脉瘤、急性肺栓塞、急性呼吸衰竭、严重低氧血症、未控制的哮喘、心理疾病或认知障碍不能配合检查等，不能进行心肺运动功能试验。

有冠状动脉狭窄、肥厚型心肌病、严重的肺动脉高压、中度主动脉瓣狭窄、未控制的高血压、静息心率 >120 次 / 分；近期中或短暂性脑缺血发作、各类感染急性期、下肢静脉血栓、严重贫血、电解质紊乱、甲状腺功能亢进、妨碍行走的骨科损伤，也不宜进行心肺运动功能试验。

（四）做心肺运动功能试验有风险吗？

心肺运动功能试验本身不具有创伤性，但是由于检查过程中会有一定的运动量，根据受试者的身体情况可能会进行较快速度的跑步或者用力踩脚踏车。运动过程中有可能发生运动损伤、气促、心慌、疲劳等情况。不过，心肺运动试验的过程由医生严格把控，选择与受试者身体条件相适应的检查类型，还会因人而异地选择运动强度和持续时间，不会让受试者超负荷运动。检查时医生还会全程在旁观察，受试者做好相应的热身运动，一般来说除了比较累之外，检查还是比较安全的；如果检查过程中发生不适要及时和医生沟通，试验随时可以停止。

（五）做心肺运动功能试验需要住院吗？

是否需要住院，需要根据受试者的具体情况和医生的建议来决定。

三、如何配合心肺运动功能试验？

（一）测试前我们需要做些什么准备呢？

1. 为了确保试验结果的准确性，按照医生的指示停用或停止某些药物治疗，同时需告知医生自己的用药情况。

2. 测试前无需空腹，但也不宜进食过多难以消化的食物，宜在餐后2 ~ 3小时进行试验为宜。糖尿病患者可准备些糖果、饼干，以防低血糖。

3. 穿着舒适的运动服和鞋子，建议穿着吸汗性能良好的棉质服装，避免穿过大或过小的鞋子，避免在试验中限制活动，或肌肉拉伤。

4. 测试前一日保证充足的睡眠，测试前2小时内避免剧烈运动，禁吸烟、咖啡、茶、酒等刺激性饮料。

5. 测试前详细了解检测目的和流程及有关事项，以更好地配合医生完成试验。

（二）测试过程中我们应该如何配合呢？

1. 在整个测试过程中受试者需要佩戴监测呼吸、心率、血压等指标的设备，测试期间不要随意取下。

2. 熟悉测试设备，以利试验顺利进行。

3. 测试中保持平稳呼吸，不要加快或减慢呼吸频率，并听从医生的指示进行呼气和吸气。

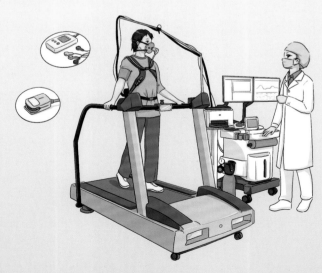

4. 测试过程中出现任何不适，请及时告知医生，以便医生做出正确判断，采取相应的措施。

5. 当达到最大负荷时，不能突然停止运动，以防发生意外，应逐渐减低运动量。

（三）测试后我们需要注意些什么呢？

1. 测试后不要急于离开，稍事休息以利身体的恢复。密切观察身体的反应，如有头晕、胸闷等不适，应及时告知医生。

2. 测试后可少量饮水、进食。

四、心肺运动功能试验结果通常多久可以出来呢？

通常情况下，一周左右会获得结果，具体时间因医院和检测设备而有所不同。

五、心肺运动功能试验结果怎么看呢？

得到检查结果报告后，需要由心肺专科医生、康复科医生结合受检者的情况具体分析，最终给出运动方案。

（沈 军）

第六节　人工心脏起搏器检测

一、什么是人工心脏起搏器检测？

心脏的主要功能是通过心肌收缩、舒张活动（即跳动或搏动）将富含营养物质的动脉血液提供给大脑等全身各个脏器。对于某些存在严重的缓慢性心律失常（如窦房结功能障碍、房室传导阻滞等）患者，其心脏跳动太慢甚至有间歇停跳现象，这会导致大脑及全身脏器供血不足。轻者表现为头晕、乏力、胸闷等，重者可出现眼前发黑（黑矇）、晕倒（晕厥）甚至突然死亡。

人工心脏起搏器的出现为缓慢性心律失常患者带来了福音，它是一种植入于体内的电子治疗仪器，能够利用人造的脉冲电流刺激电极所接触的心肌，使心脏激动和收缩，是治疗缓慢性心律失常的有效手段，能够帮助患者恢复正常的心脏功能。目前人工心脏起搏器也被应用到快速性心律失常及非心电性疾病（如预防阵发性心动过速、颈动脉窦晕厥、双室同步治疗药物难治性充血性心力衰竭等）的治疗。

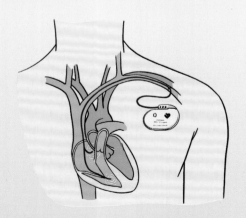

人工心脏起搏器检测是指一系列定期进行的检查和评估，以确保起搏器的正常工作。检测内容包括：①脉冲发放检测；②心脏节律检测；③电池电量检测。专业医生使用特定设备进行检测，并根据检测结果调整起搏器的参数，以确保其正常工作。

二、为什么要做人工心脏起搏器检测呢？

人工心脏起搏器是一个复杂的医疗器械，定期检测对于确保其正常工作和患者的健康至关重要。

1. 确保起搏器的正常工作：可以及时发现任何潜在的问题（如电极脱位、电池电量不足等），从而采取相应的措施进行修复或调整，确保起搏器能够正常工作，预防意外情况发生。

2. 优化起搏器参数：通过检测和评估，医生可以调整起搏器的参数，使其更好地适应患者的生理需求，提高治疗效果。

3. 监测起搏器使用寿命：帮助医生评估电池的剩余寿命，以确保在需要时及时更换电池，避免电池耗尽导致起搏器无法正常工作。此外，正确的使用和维护可以延长起搏器的使用寿命，减少更换的频率、降低患者经济负担。

4. 提高患者生活质量：起搏器是患者的重要生命支持设备，其正常工作，可以显著改善患者的生活质量，减少因心律失常带来的不适和风险。

（一）什么情况下需要做人工心脏起搏器检测呢？

1. 出院前程控随访：为了评估起搏器是否正常工作，优化起搏器参数达到最佳治疗效果，同时及时判断有无电极脱位等异常情况，便于出院前及时进行调整确保安全性。

2. 早期程控随访：一般为术后 3～4 个月，为了评估起搏器起搏参数是否正常，起搏电极有无微脱位，同时评估患者的起搏器治疗疗效，便于指导后期的临床用药。

3. 后期程控随访：当起搏器使用时间接近预期寿命时，建议增加检测次数，以确保及时更换起搏器。主要评估并记录起搏器电极有无磨损、起搏参数是否正常、起搏器电池剩余电量等数据。

4. 不定期程控随访：若出现任何不适症状（如头晕、黑矇、乏力、心悸、心衰、ICD 放电等），或起搏器植入部位皮肤出现红、肿、热、痛，有渗出、破溃等，应及时到医院进行起搏器程控随访。

（二）人工心脏起搏器检测需要定期做吗？

需要，为了确保人工心脏起搏器的正常工作和患者安全，定期进行检测是非常必要的。通过专业医生的评估和调整，可以确保起搏器在患者体内发挥最大的治疗效果，提高患者的生活质量。因起搏器型号不同、患者的具体情况差异，请按照医生的建议进行定期检测。

（三）什么情况下不宜做人工心脏起搏器检测呢？

人工心脏起搏器检测是一个常规的医疗过程，通常没有明确的禁忌症。然而在进行检测时，还是需要注意患者的健康状况和特定的设备情况，以确保安全有效地进行检测。

（四）做人工心脏起搏器检测有风险吗？

整个检测过程比较简单，通过体外程控监测即可完成，安全无风险。不过，起搏器检测最好是在植入该设备的医院进行，能够在固定的专科医生处定期随访。

三、如何配合人工心脏起搏器检测？

（一）检测前我们需要做些什么准备呢？

1. 检测前需要了解自己的起搏器类型及工作原理，以便更好地理解检测的必要性和检测过程。

2. 检测前需要咨询医生是否需要停用会影响检测结果的药物。

3. 穿着舒适、宽松的衣服，以便于检测过程中的操作。避免穿紧身衣或带有金属装饰的衣服，以免影响检测结果或造成起搏器损坏。

4. 带好起搏器随访卡。

（二）检测过程中我们应该如何配合呢？

1. 检测过程中听从医生的指示，按照要求进行操作和配合，以确保检测的准确性和安全性。

2. 检测过程中保持静止不动，避免身体大幅度活动。

3. 检测过程中若有任何不适，应及时告知医生。

（三）检测后我们需要注意些什么呢？

检测后在随访卡上做好记录及下次检测时间。日常生活中需注意：

1. 对于植入术后不久，要注意伤口的恢复，保持伤口的清洁干燥，如

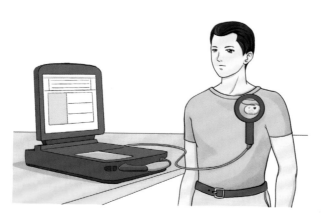

有异常及时就医。

2. 使用电磁炉时需保持 60 厘米以上距离；手机不要放在安装有起搏器一侧的胸前口袋，使用手机时应距离起搏器 15 厘米以上；快速通过安检口一般不会影响起搏器功能，但应避免手持安检仪器近距离接触起搏器。

3. 避免起搏器受到重击，避免剧烈运动；保持良好的生活习惯，避免熬夜。

四、人工心脏起搏器检测结果通常多久可以出来呢？

检测结果出具时间因医院和检测设备而有所不同，但通常可在数分钟至数小时内完成。

五、人工心脏起搏器检测结果怎么看呢？

检测结果由于太过于专业，因此应由专业医生对报告进行详细解读。

（沈　军）

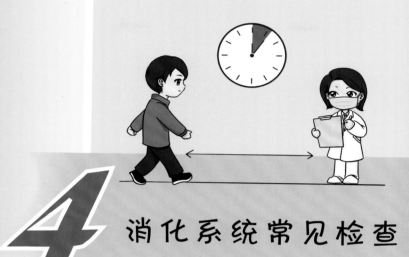

4 消化系统常见检查

第一节　粪隐血试验

一、什么是粪隐血试验？

隐血是指消化道少量出血，红细胞被消化破坏，粪便外观无异常改变，肉眼和显微镜也不能证实的出血。

粪隐血试验是临床常用的检验方法之一，利用化学试验来检测粪便中微量的、肉眼看不见的血液，是一种无创的检测方法，具有准确性高、特异性强且方便快捷的特点，现常作为消化道恶性肿瘤早期诊断的一个筛选指标。

二、为什么要做粪隐血试验呢？

粪隐血试验可以帮助确定是否有潜在疾病的发生，如结肠息肉、憩室病、痔疮、溃疡、炎症性肠病、结肠炎或大肠癌等，上述每一种疾病都会导致消化道出血，使粪隐血试验结果呈阳性，同时粪隐血筛查也是降低结、直肠癌发病率和死亡率的有效方式。

（一）什么情况下需要做粪隐血试验呢？

1. 出现原因不明的排便习惯改变或粪便异常：如便意频繁，排便有不尽感，排便次数改变；粪便不成形，粪便带血或便中有黏液。

2. 反复出现恶性贫血。

3. 长期便秘、腹痛或腹泻。

4. 饮食不规律，习惯高脂肪、低纤维饮食。

5. 长期吸烟、饮酒、熬夜、运动少、压力大。

6. 有胃癌、大肠癌家族史。

7. 经常食用腌制食物和烟熏鱼肉，或长期在含有大量烟尘、石棉和镍环境中工作。

（二）粪隐血试验需要定期做吗？

通常情况下需要根据受检者的具体病情来决定，粪常规＋隐血试验作为一项常规体检项目，对于正常人群而言每年检查一次即可；当身体出现某些异常，如黑便、血便、贫血等情况时，需要立即进行针对性检查；40岁以上高危人群，建议每年进行一次粪隐血试验检查；长期服用阿司匹林、氯吡格雷等抗血小板、抗凝药物，应遵医嘱定期进行复查；有间歇性消化道出血者，需要对不同时间的粪便进行检查，一般需要进行 3 ～ 6 次的检测。

（三）什么情况下不宜做粪隐血试验呢？

1. 试验前进食过一些会影响检测结果的食物：如红肉、动物肝脏、大蒜、洋葱等。

2. 服用会引起胃肠出血的药物或大量维生素 C 等。

3. 牙龈出血、鼻出血、女性月经期。

4. 患有肛门疾病、肠道感染等疾病。

（四）粪隐血试验标本可以在家自行留取吗？

可以，但一定要注意保证标本的新鲜，取样时使用专门的标本容器盒，以免接触到其他细菌，取样后尽快送到医院，避免时间过长，导致检测结果不准确。

三、如何正确留取粪标本？

粪隐血试验标本容易受到留取方式，取样前所进食物、所服药物，标本保存及送检时间等的影响，为了确保检测结果的准确性，正确留取标本很重要。

（一）留取标本前我们需要做些什么准备呢？

1. 标本留取前需要空腹吗？

不需要，但在饮食上要多加注意，不吃油腻的动物内脏，不吃大量绿色蔬菜，避免食用辛辣刺激性食物，以免导致检测结果受到影响。

2. 标本留取前吃药会有影响吗？

某些药物（如抗血小板药物、布洛芬、维生素 C、铁剂等）会影响检测结果或是出现假阳性的情况。是否需要停药，应在标本留取前咨询和听取专业医生的建议。

3. 留取标本没有专用标本容器盒怎么办？

无需担心，使用有盖、洁净干燥、不易吸水的容器也可以进行留取，注意切不可使用塑料袋或保鲜膜。

（二）留取标本过程中我们需要注意些什么呢？

1. 标本留取多少才合适呢？

通常情况下，成形便或软便留取少量即可（约 5 克左右），如花生或蚕豆大小，注意不要混入尿液或污水；稀便则需要留取半盒（约 5 ~ 10 毫升）。

2. 怎样留取标本才符合要求呢？

如果是专用标本容器，用带盖的小勺在粪便上轻轻刮取；如果为稠便，应多部位选取 2 勺；如果为稀便，应多部位选取 3 ~ 5 勺。如果没有专用的标本容器，可用清洁竹签挑取少量粪便于清洁容器中。

注意选取粪便有异常的部位，如有脓液、血液或黏液部分的新鲜粪便，不要沾到污水或尿液的粪便，外观无异常的粪便应从表面不同部位、深处及粪端等多处取样。取样后盖紧容器盖。

（三）留取标本后应该如何送检和储存呢？

留取标本后应及时送检，一般在室温下运送不超过 2 小时，注意不要放在冰箱或使用冰袋保存。标本留取后放置时间过长，会导致粪便中的红

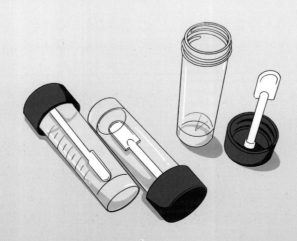

白细胞等有形成分分解破坏，使检测结果的准确率下降，从而影响诊断。

四、粪隐血试验结果通常多久可以出来呢？

粪隐血试验是利用隐血检测试纸进行染色，从而判断粪便中是否存在血细胞，此种检测方式时间短，一般很快就能获得结果。

五、粪隐血试验结果怎么看呢？

粪隐血试验结果呈阳性，通常表示粪便中含有血液，在报告单上常以（＋）表示，（＋）越多表示出血程度越严重。但为了进一步明确病因，仍需要由专业医生结合其他检验、影像学检查等来判断。

（卢雪凤）

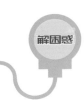

 第二节　呼气试验

一、什么是呼气试验？

呼气试验全称尿素呼气试验，是消化科常见的一种简便、快速的检测方法，主要用来检测身体是否有幽门螺杆菌的感染。利用幽门螺杆菌有活性很高的尿素酶，受检者服下碳 ^{13}C 或 ^{14}C 标记的尿素，尿素会被幽门螺杆菌所分解，然后对经呼气排出产生的二氧化碳进行定量检测。

呼气试验分为碳 −13 呼气试验和碳 −14 呼气试验，两者都是检测是否有幽门螺杆菌感染，感染虽与胃部疾病有较大的关联，但其不能直接确诊或排除胃部的消化系统疾病。

二、为什么要做呼气试验呢？

我国是幽门螺杆菌感染的高发国家，早期诊断和规范治疗幽门螺杆菌感染，对降低胃病和胃癌的发病率有重要意义。呼气试验是最常用的非侵入性的检测方法，其操作简便、快速、准确、无创、敏感性高，是诊断幽门螺杆菌感染和评估幽门螺杆菌根除治疗效果的金标准，在临床上广泛应用。

（一）什么情况下需要做呼气试验呢？

1. 日常身体出现胃痛、胃胀、口臭等。

2. 以前没做过胃镜检查，可先做呼气试验。

3. 已做过胃镜检查需复诊。

4. 伴有心脏病、病毒性肝炎、急性咽喉炎、高血压等不能耐受胃镜检查，只能做呼气试验。

5. 用于根除治疗后的效果评价手段，为临床治疗方案的调整提供依据。

（二）呼气试验需要定期做吗？

需要，当呼气试验检测结果呈阳性，要及时进行治疗，在根除幽门螺杆菌感染前需要定期复查。

（三）什么情况下不宜做呼气试验呢？

如果有上消化道出血的情况，不建议进行呼气试验，等上消化道出血停止一周后再进行检查，以免误诊。曾经做过胃切除手术者检查结果可能出现假阳性或假阴性，不推荐此项检查。检查前 30 天内有过抗生素、铋制剂等用药史，14 天内有质子泵抑制剂等用药史，不宜进行呼气试验。

（四）哪些人群不宜做呼气试验呢？

^{13}C 是稳定核素，是 ^{14}C 的改良版，更加高级、安全，完全没有放射性和潜在的辐射危害，适用于任何人群。而碳 −14 呼气试验为了避免医学剂量下可能存在的辐射危害，一般不用于孕妇和哺乳期的妇女及神经系统发育未完全的儿童。

（五）做呼气试验有风险吗？

呼气试验是一种无创检测方法，操作过程简便快速，通常情况下不会对身体造成危害。但如果受检者没有按照医生的指引操作，可能会出现呕吐或胃部疼痛，或受检者对药剂过敏。如果受检者出现不适症状，请及时告知医护人员，以免延误病情。

三、如何配合呼气试验？

（一）试验前我们需要做些什么准备呢？

1. 试验前需要空腹吗？

需要，试验前至少空腹 2 小时，使胃内的食物基本排空，以确保药物在胃内与幽门螺杆菌充分作用，保证检测的准确性。

2. 试验前吃药会影响检测吗？

会，因此在试验前应停用抗生素类药物 4 周，停用质子泵抑制剂等 2 周，停用有抑菌作用的中药 4 周。因为幽门螺杆菌会被这些药物杀灭或减弱活性，对检测造成影响，从而使结果出现误差。

（二）试验过程中我们应该如何配合呢？

1. 碳 –13 呼气试验怎么做？

（1）受检者维持正常呼吸，先吸一口气，屏气 10 秒，然后呼出前半段气体，再把肺部的末段气体吹进蓝色集气袋内，直至气袋充满后，盖紧集气袋。

（2）用 80 ~ 100 毫升水服下一粒尿素碳 13 胶囊。

（3）等待 30 分钟后再收集第二袋气体，注意在等待过程中不能进食进水，不能剧烈运动。

（4）呼气步骤同第一次，吹进粉色集气袋内，完成试验进行检测。

2. 碳 –14 呼气试验怎么做？

（1）用 20 毫升水送服一粒尿素碳 14 胶囊。

（2）等待 20 分钟，期间不做剧烈运动。

（3）然后开启集气瓶盖，将吹气管细的一端插入集气瓶液面以下，

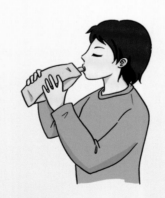

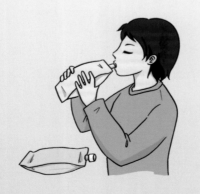

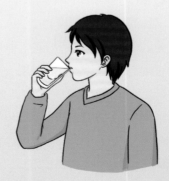

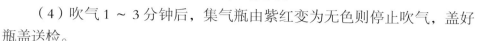

嘴含吹气管粗的一端向集气瓶内吹气。吹气过程中可以换气，但是严禁倒吸，不可将液体溅出或将唾液吹入集气瓶内。

（4）吹气1～3分钟后，集气瓶由紫红变为无色则停止吹气，盖好瓶盖送检。

（三）试验后我们需要注意些什么呢？

呼气试验属于无创检查，检查后日常生活和工作不受影响。如有口腔或咽喉不适，可适量饮水来缓解。

四、呼气试验结果通常多久可以出来呢？

通常情况下30～60分钟可获得结果，具体时间还需要以呼气试验的类型来区分。

五、呼气试验结果怎么看呢？

呼气试验结果一般采用阳性和阴性进行描述，阴性即为正常，若为阳性或强阳性则需要尽快咨询专业医生的判断和建议，切记不可随意服药物治疗。

（卢雪凤）

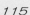

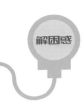

第三节　胃、肠镜检查

一、什么是胃、肠镜检查？

胃、肠镜检查是一种兼具诊断和治疗消化系统疾病最常用的检查方法，属于内窥镜的一种。借助纤细柔软带有摄像头的软管经口腔或肛门进入胃肠道，医生通过软管前端的高清摄像头可以直观地观察胃肠道内部的情况，可以观察拍摄或进行治疗，还可以对胃肠道粘膜病变取活检，进行组织病理学检查。

按检查部位分为胃镜检查和肠镜检查，前者从口腔进入，主要对食管、胃、十二指肠等上消化道进行检查；后者从肛门进入，对结肠、直肠等下消化道进行检查。

按是否麻醉分为普通胃、肠镜检查和无痛胃、肠镜检查。普通胃、肠镜检查时受检者处于清醒状态，检查时会有疼痛和恶心等不适感，这种不适是可以耐受的。无痛胃、肠镜检查前会先对受检者进行麻醉，消除了大多数的不适症状。

二、为什么要做胃、肠镜检查呢？

受饮食结构的影响，我国是消化道肿瘤的高发国家。而在消化道肿瘤的早期筛查中，胃、肠镜检查是最直接、最可靠的诊断方法，也可以作为一项常规的体检项目。通过胃、肠镜检查不但可以诊断疾病，还可以评估治疗效果、监测病情变化、评估预后、监测并发症，同时还能进行微创治疗。

（一）什么情况下需要做胃、肠镜检查呢？

1. 出现消化道症状：如恶心、呕吐、胃痛、腹痛、腹泻、呕血、便血、吞咽困难等。

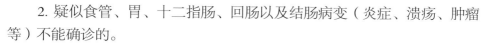

2. 疑似食管、胃、十二指肠、回肠以及结肠病变（炎症、溃疡、肿瘤等）不能确诊的。

3. 原因不明的消化道出血。

4. X 线消化道钡餐检查未能发现病变或不能确定病变性质。

5. 对于已确诊消化道病变及消化道术后需复查随访。

6. 评估药物对某些病变的疗效。

7. 需要通过胃、肠镜进行治疗。

8. 对于消化道肿瘤高危人群进行的普查。

（二）胃、肠镜检查需要定期做吗？

需要，但是检查周期需要由医生根据受检者的年龄、疾病史、家族史和症状等而定。

（三）什么情况下不宜做胃、肠镜检查呢？

1. 严重心律失常、心肌梗死、心力衰竭、哮喘、呼吸衰竭等。

2. 消化道穿孔急性期；消化道出血，血压不稳定；消化道有严重的化脓性炎症。

3. 有出血倾向，血红蛋白低于 50 克／升。

4. 胃肠道炎症性疾病急性活动期。

5. 高度脊柱畸形、巨大食管畸形或十二指肠憩室。

6. 有胸主动脉瘤、脑卒中及腹膜炎。

（四）哪些人群不宜做胃、肠镜检查呢？

妊娠期、月经期女性，年龄较小的婴幼儿及患有精神疾病、意识明显障碍不能配合操作者，不建议做胃、肠镜检查。

（五）做胃、肠镜检查有风险吗？

胃、肠镜检查是一项微创技术，有创检查，在检查过程中可能会给我们的身体带来一些伤害。但是无需担心，只要我们在检查前和检查过程中做好充分准备，可以将风险降至最低。

1. 消化道黏膜损伤：黏膜损伤出血是胃、肠镜检查过程中最常见的。对于胃肠道而言，电子胃、肠镜是侵入性异物，难免会刺激到胃肠道，加之对局部组织进行活检或治疗，可能会对胃肠道黏膜造成轻微的损伤。

2. 胃肠道穿孔：如果受检者的胃壁、肠壁较薄弱，或是胃肠道结构不同于常人，可能会出现胃肠道穿孔的现象，但是这是属于极少出现的情况。

3. 麻醉后副作用：选择进行全身麻醉，在检查后可能会有一些不适，如恶心、呕吐、腹泻、头晕，这些症状通常情况下会自行缓解。

（六）做胃、肠镜检查需要住院吗？

通常情况下不需要，在门诊就可以完成，即便是选择无痛胃、肠镜检查，也可以在门诊完成。但是如果需要通过胃、肠镜进行某些特殊检查或治疗时，可根据受检者的具体情况，由专业医生决定是否选择住院。

三、如何配合胃、肠镜检查？

（一）检查前我们需要做些什么准备呢？

1. 检查前需要空腹吗？

需要，胃镜检查前需要禁食、禁水8小时，禁食后可使胃中食物排空，有利于检查时看清胃内情况，做出准确的判断。

而肠镜检查前不仅需要空腹，还要在检查前3天进行饮食管理，检查前1天使用药物进行肠道准备，使检查顺利进行。

2. 怎样才算做好肠道准备呢？

为了缩短检查时间，避免重复检查，提高检查成功率，肠镜检查前的肠道准备尤为重要，而且肠道的准备需要饮食的配合。

通常来说检查前三天饮食宜清淡，选择少渣或无渣低脂软食，禁食红

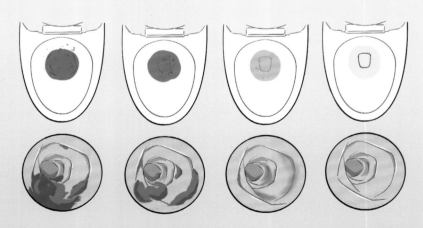

色或多籽的蔬菜和水果，多喝水；检查前 2 天进食少渣或无渣半流质饮食（如稀饭、面条等），不食奶制品；检查前 1 天进食无渣流质。如果有长期便秘，进食少渣或无渣食物的时间可适当延长。

检查前 1 天晚饭后不再进食任何食物，准备服用泻药。通常情况下，医生会根据受检者的具体情况选择泻药的种类及服用泻药的量，如临床常用的聚乙二醇电解质散（又名和爽）。首先进行配制，根据不同包装规格的要求，加温开水搅拌至全溶解，配成 1 ~ 2 升的溶液；然后开始服药，一般在肠镜检查前 4 ~ 6 小时开始服用（如长期便秘可提前服用），每 10 ~ 15 分钟服用 250 毫升，在 2 小时内服完；有便意开始排便，直至排出清水样便，色清无粪渣才算完成。

如果不符合清水样便的要求，可以加服泻药或清水，但要注意控制总量，必要时可给予清洁灌肠。如果在肠道准备过程中出现严重腹胀或其他不适，可以减慢服用泻药的速度，或者暂停服用，待不适症状消失后再继续服用。

3. 检查前吃药会影响检查吗？

会的，尤其是抗血小板药物、抗凝药等，为避免在检查过程中增加出血的风险，检查前应停止服用。而对于如心脏病药物或慢性疾病治疗所需药物，应根据具体情况来决定。因此，在检查前需与医生进行充分的沟通。

4. 检查前对个人着装有什么特殊要求呢？

检查当天宜选择易穿脱、宽松、舒适的衣物，检查前需取下假牙、眼镜和一切饰品。检查当日需有家人陪同。

（二）检查过程中我们应该如何配合呢？

1. 胃镜检查：

（1）检查时取什么样的体位呢？

取左侧卧位于检查床上，头部略向前倾，身体放松，双腿屈曲。

（2）插入胃镜时需要我们做些什么呢？

受检者需要做吞咽动作，以协助胃镜进入食管减少擦伤，并配合呼吸以减少恶心，用鼻吸气口呼气，以减少口腔分泌物吸入气管导致咳嗽。

2. 肠镜检查：

（1）检查时取什么样的体位呢？

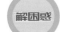

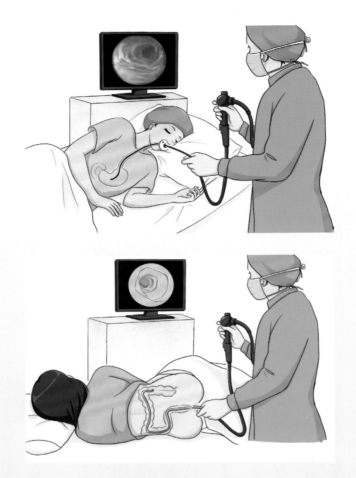

取左侧卧位于检查床上，松解裤带，暴露检查部位，双下肢蜷曲。

（2）插入肠镜时需要我们做些什么呢？

受检者会感到腹部涨破感，或者有便意，此时可做深呼吸，尽量放松自己。根据检查需要，配合医生指示进行体位改变。

选择无痛胃、肠镜检查则不需要进行任何配合，睡上一觉就完成检查了。

（三）检查后我们需要注意些什么呢？

1. 检查后可以马上进食吗？

不可以，需要根据检查方式和医生的医嘱来决定何时进食何种饮食。尤其是选择无痛胃、肠镜检查，必须待受检者完全清醒，咽部无麻木感后先少量饮水，无呛咳方可进食。通常在检查结束 2 小时后进食一些温凉、易消化的流质饮食，以减少胃肠道负担，避免不适症状的发生。

2. 检查后会对我们的日常生活有影响吗？

不会。需要注意的是，全麻者应待完全清醒后方可离院，应避免开车、高空作业等危险工作。检查后有轻微腹痛、腹胀，待排气排便后症状可以缓解，但是不要做用力屏气、搬重物、用力排便等引起腹部压力增高的动作。咽喉部有不适，不要用力咳嗽，避免加重咽喉黏膜损伤。检查过程中进行局部组织活检或治疗，检查后3天内应避免剧烈运动，避免进食辛辣刺激性食物，以免加重黏膜出血。

四、胃、肠镜检查结果通常多久可以出来呢？

通常情况下当天就可以获得结果，如果进行病理组织检查则可能需要5～7个工作日，但具体时间需要根据受检者的病情和当地医院的规定而定。

五、胃、肠镜检查结果怎么看呢？

一般检查后能够得到初步结果，但对于明确病变性质，则需要进行组织病理学检查，以及结合实验室、影像学检查等进行进一步诊断，因此还需要咨询专业医生进行详细解读。

（卢雪凤）

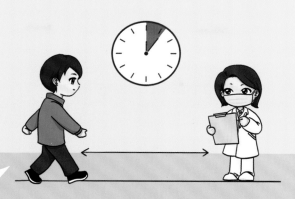

5

泌尿系统常见检查

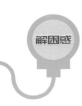

 # 第一节　尿液检测

一、什么是尿液检测？

尿液是血液经过肾脏时，经滤过、重吸收、浓缩及稀释等一系列生理作用后形成的终末排泄物排出体外，来维持我们身体内环境的稳定。正常尿液中包含水分、无机盐、尿素、尿酸、肌酐等成分，它的组成和性状能反映人体的代谢情况。病理情况下，病因不同，尿液成分也会不同。

尿液检测是一种医学检验方式，是临床"三大常规"检验项目之一，通过对尿液的分析、外观、气味及理化性质的检验，对疾病做出诊断以及指导治疗。

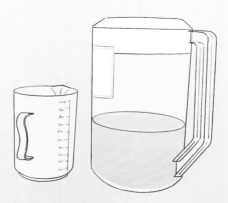

临床常见的尿液检测项目有：

1. 尿常规分析：通过对尿液的颜色、气味、透明度、尿比重、酸碱度、化学成分、有形成分等的检查，用于评估和监测患者的整体健康状况。此外，尿液中的某些成分（如葡萄糖、蛋白质等）的变化还可能与其他系统疾病（如糖尿病、肝病等）有关。

2. 尿培养：对尿液里的细菌进行培养，鉴定出其中的致病菌，同时进行药敏试验，指导临床用药的一种病原学检查，可发现或确诊肾脏及尿路的多种感染性疾病。

3. 24 小时尿液检测：通过收集 24 小时的全部尿液，来评估肾脏的浓缩功能、排泄功能及水电解质的代谢状态，用来早期发现肾脏疾病及某些代谢性疾病。

二、为什么要做尿液检测呢？

尿液检测在临床上应用十分广泛，尿液的组成和性状可以反映机体的代谢状态及相关器官的功能状况。尿液的变化不仅能对泌尿系统疾病的诊断、治疗方案的选择及预后的评估提供有力支持，同时也能为其他系统的病变诊断提供有意的线索。

（一）什么情况下需要做尿液检测呢？

1. 健康体检：通过尿常规分析可以了解身体的整体健康状况。

2. 疾病筛查与诊断：出现尿频、尿急、尿痛、血尿、尿中泡沫增多、尿液颜色异常、少尿、无尿、眼睑或下肢水肿时，应进行尿常规分析；出现尿频、尿急、尿痛、尿不尽、腰痛、会阴区不适、血尿、脓尿、发热等症状时，可进行尿培养检查；高龄、糖尿病或接受导尿管留置者，即使无尿路刺激症状，若尿沉渣中白细胞增多时，也应进行尿培养检查；若尿常规中显示蛋白质阳性，需要进一步完善 24 小时尿蛋白定量检查。此外，在怀疑肾脏有问题的情况下，也需要做 24 小时尿蛋白定量检查。

3. 监测治疗效果：对于已经确诊肾病综合征、慢性肾小球肾炎、急性肾损伤、尿路感染、糖尿病、黄疸等疾病者，应根据医生的医嘱进行定期尿常规分析。

4. 评估身体状况：在进行某些手术或特殊治疗前，需要进行尿液检测以评估患者的身体状况。

（二）尿液检测需要定期做吗？

是否需要定期检测则根据个人的具体情况来确定，健康人群一般不需定期进行检查，每年进行健康体检时检测即可；如有尿路感染、肾病综合征或肾小球肾炎等慢性肾病，应遵医嘱进行尿液检测，以验证治疗方案的疗效和提供修改治疗方案的实验室依据。

（三）什么情况下不宜做尿液检测呢？

1. 避免在月经期进行检测：可能会导致尿液中出现红细胞、白细胞等异常情况，影响检验结果的准确性。

2. 避免摄入过多的水分：会导致尿液稀释，影响尿液中各项指标的浓度，从而影响检验结果。

3. 避免在剧烈运动后立即进行检测：可能会导致尿液中出现蛋白质、红细胞等。

（四）做尿液检测有风险吗？

没有，仅有少数无法排尿者，需要留置导尿管或对膀胱进行穿刺来采集尿液标本，此过程可能会增加尿道感染的风险，但采集过程中做好清洁消毒护理，可降低感染风险。

（五）尿液标本可以在家自行留取吗？

可以的，常规尿液检测留取在清洁干燥的容器内即可，尿液培养所需容器应确保无菌，留取后应在 1 小时内送至医院检验。

三、如何正确留取尿液标本？

（一）留取标本前我们需要做些什么准备呢？

1. 标本留取前需要空腹吗？

通常情况下不需要，正常饮食即可。但如果进行尿糖测定，则需要禁食 10 小时以上；进行 24 小时尿蛋白定量检测，则不要摄入过多的蛋白质食物。避免大量饮水，饮食宜清淡。

2. 标本留取前吃药会有影响吗？

是否会影响尿液检测取决于检测项目的种类，如果进行尿培养检查，应尽量在未使用抗生素前留取；如果正在服用可能会影响尿蛋白排泄的药物，应在留取前咨询医生是否需要暂停用药。

3. 标本留取前为什么要进行局部清洁呢？

清洁外阴和尿道口，主要是防止标本受到污染，女性应避开月经期，男性要注意有无包皮过长或包茎，用温水清洗即可，避免使用消毒剂。

（二）留取标本过程中我们需要注意些什么呢？

1. 可以直接从便池内留取标本吗？

不可以，这样可能造成标本污染而影响检验结果，应先将尿液收集在清洁、干燥的集尿杯中，再倒入专用检验容器内。

2. 标本随时留取都可以吗？

通常情况下以留取清晨起床后第一次尿为宜，因为此时的尿液在膀胱内滞留时间较长，其溶质成分相对较高，浓度较高，更容易发现异常情况，检验结果也最为准确。如果在出现疼痛、出血等症状时，此时留取标本进行检验也是可以的。

3. 所有检测项目标本留取方法都一样吗？

并不是，若进行尿常规分析、尿培养检查则留取尿中段为宜，也就是开始解出来的尿液不要留取，留取中间的一段尿液，这样既可以避免标本受到污染，又提高了检验结果的准确性。

而24小时尿液检查，则需要将24小时内的全部尿液收集在标有刻度的大容器中（标注起止日期和时间）。晨起第一次尿液弃去，将之后的每一次尿液留取在容器中，注意在第一次尿液倒入容器中时，需要加入防腐剂，同时将容器放置在阴凉处，以防止尿液变质。直至留取最后一次尿液，同时记录好总尿量。

4. 标本留取多少才合适呢？

尿常规分析留取有盖干燥标本试管的2/3（约10毫升左右）为宜；尿培养留取30毫升左右于有盖无菌标本容器中；24小时尿液检查并不是将所有尿液送检，而是从混合的尿液中抽取10毫升左右于有盖干燥标本试管内，并在管壁上标记好尿液总量。

（三）留取标本后应该如何送检和储存呢？

标本留取后应尽快送至医院检验，以免放置过久导致成分降解，影响检验结果。若不能及时完成检验或需要进行特殊检查时，可将标本保存于2℃~8℃条件下或加入防腐剂。

四、尿液检测结果通常多久可以出来呢？

常规尿液检测一般当天就可获得结果，尿液培养需 3 ～ 5 天，24 小时尿液检测会因检测项目不同，出具结果时间会有不同。

五、尿液检测结果怎么看呢？

尿液检测不同的项目其临床意义也不同，因此当您拿到结果后，需要及时询问专业医生，在医生的指导下确认下一步的治疗方案。

（花　佩）

第二节　膀胱镜检查

一、什么是膀胱镜检查？

膀胱镜检查是将一种特制的硬性或软性镜子，通过尿道进入受检者的膀胱，在电视监视下完成对膀胱的检查。医生可以直接观察到膀胱和尿道内病变的检查方法，对泌尿系统疾病的诊断和治疗有着很重要的作用。

膀胱镜属于内窥镜的一种，其检查类型有硬性膀胱镜检查和软性膀胱镜检查，医生会根据受检者的病情选择合适的检查方式。

膀胱镜检查主要用于下尿路疾病的诊断和治疗，膀胱、尿道病变的观察和活检，膀胱、尿道小肿物的电灼及下尿路异物和结石的取出等。除此之外，也可用于上尿路疾病的诊断，放置输尿管支架、双"J"管，以预防或治疗输尿管狭窄等。

二、为什么要做膀胱镜检查呢？

膀胱镜检查是一种有创的检查方法，但是它可以观察到超声检查、CT检查等无法观察到的微小病变，可以在膀胱镜下进行组织活检，来取得膀胱内占位性病变的标本，以达到最终确诊的目的。还可以在膀胱镜下完成一些治疗操作，如向双侧输尿管内置入支架或进行双侧输尿管、肾盂逆行造影等。因此，膀胱镜检查一方面可以诊断膀胱和尿道的疾病，另一方面还可以用于这些疾病的治疗。

（一）什么情况下需要做膀胱镜检查呢？

1. 各种原因不明的血尿，尤其是我们肉眼就能看出尿液呈红色，年龄大于 40 岁，还有膀胱肿瘤家族史者。

2. 怀疑膀胱内可能有结石或其他异物产生，需要通过膀胱镜取出。

3.为获取细胞学或组织学检查标本进行的活检。

4.需要在膀胱镜下进行的某些治疗，如放置输尿管导管或支架管。

5.查看泌尿外科疾病对膀胱造成的影响，手术后定期复查。

（二）膀胱镜检查需要定期做吗？

根据病情和治疗情况，专业医生会为你制订检查计划和方案。

（三）哪些情况下不宜做膀胱镜检查呢？

1.存在泌尿生殖系统急性炎症，如急性膀胱炎、尿道炎、前列腺炎、附睾炎等。

2.膀胱容量过小，如结核性膀胱挛缩、膀胱容量小于50毫升等。

3.尿道狭窄。

4.存在未控制的全身出血性疾病或凝血功能障碍者。

5.体质极度虚弱或存在严重心肺疾患者。

6.有精神疾病者。

对于孕妇、哺乳期妇女以及处于月经期的女性，不建议做膀胱镜检查，可考虑在月经间期或者分娩后再做。

（四）做膀胱镜检查会疼吗？

可能会引起疼痛，但随着医疗技术的进步和医生操作技巧的提高，疼痛已有很大程度的减轻。由于膀胱镜、膀胱注水甚至病理活检的反复刺激，受检者会感到尿道不适。男性可能会比女性疼痛一些，因为人体构造的不

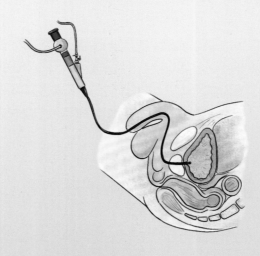

同，男性的尿道要更长一些。

（五）做膀胱镜检查有风险吗？

膀胱镜检查是泌尿外科最常用的有创性检查手段，虽是微创，但仍有可能会出现一些风险，最常见的有尿道损伤、排尿困难、尿路感染等。在做检查之前，医生会与受检者沟通，并采取适当的预防措施，风险可以得到有效控制。

（六）做膀胱镜检查需要住院吗？

不需要，作为一种常规的泌尿系统检查方法，膀胱镜检查在门诊也可以完成。

三、如何配合膀胱镜检查？

（一）检查前我们需要做些什么准备呢？

首先需要让医生详细了解受检者的情况，知晓操作的目的、过程及可能带来的风险，完成检查前所需相关检查。若6个月内做过膀胱镜检查，需携带好上次检查结果。

1. 检查前需要空腹吗？

不需要，但要避免辛辣刺激性食物。检查前3天最好大量饮水，促进排尿以冲洗膀胱。为避免影响膀胱镜观察膀胱内的情况，进入检查室前需要排空膀胱。如果选择全麻（无痛），则需要禁食、禁水4～8小时。

2. 有高血压和高血糖可以检查吗？

可以，但在检查前需要将血压及血糖控制在合理范围内。

3. 检查前吃药会影响检查吗？

对于服用抗凝类药物者，在检查前应咨询专业医生来确定是否需要停药，以避免增加检查过程中出血的风险。

4. 检查前我们还需要做些什么准备呢？

检查前一晚需要清洗会阴部，更换内衣裤。注意休息，不要熬夜，避免剧烈运动。因检查涉及敏感部位，受检者应提前调整好心态，做好心理准备。穿透气性好，易于穿脱的衣物。检查时最好有家属陪同，有特殊情况应提前告知医生。带好矿泉水或水杯，以便检查后饮用。

（二）检查过程中我们应该如何配合呢？

检查过程中尽量放松情绪，可以采用转移注意力的方法，不要因为羞涩、紧张而不配合。

1. 检查时取什么样的体位呢？

取截石位，受检者仰卧于检查床上，双腿尽量分开，分别架在床两边的脚架上，有髋关节活动受限者可能会出现不适症状，应及时告知医生。

2. 检查过程中感觉疼痛不适怎么办呢？

可配合医生做深呼吸，这样不但有利于置入膀胱镜，也可以减轻疼痛感。

（三）检查后我们需要注意些什么呢？

1. 检查后可以马上离开吗？

不可以，检查后不要急于起身，避免因体位突然发生改变而引起低血压，可在检查室外休息观察片刻。全麻者待完全清醒后，无不适方可离开。

2. 检查后出现疼痛、出血、发热等情况怎么办呢？

（1）出血：有轻微血尿不要紧张，主要是由于尿道黏膜损伤所致，检查后多饮水，一般会自行停止。若出血明显，可采用体外压迫出血部位尿道止血法。

（2）疼痛：部分受检者排尿时会有灼痛感，一般疼痛较轻时不需要特殊处理，多饮水后症状可缓解，同时随着局部伤口组织的恢复，疼痛症

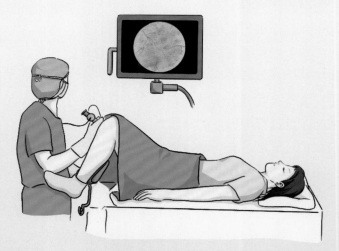

状也会逐渐消失。如果疼痛较为严重，则需要在医生的指导下使用消炎镇痛药，有利于疼痛的改善和局部有创组织的修复，避免出现感染和化脓。

（3）排尿困难：检查后出现排尿困难，是由于膀胱镜引起的尿道充血水肿，可及早去医院就诊，来明确原因，针对性的使用合适的药物进行治疗，可逐渐好转。

（4）发热：引起发热的原因，一是检查过程中膀胱镜插入困难，可能引起尿道热，受检者可迅速出现高热、寒战，此时因及时给予抗生素治疗。二是原有尿路感染未及时得到控制，致使检查后感染加重，常伴有患侧腰痛，及时告知医生给予对症处理。

3. 检查后会对我们的日常生活有影响吗？

不会，但需要注意，多饮水，勤排尿，千万不要憋尿，注意阴茎或会阴部卫生。多吃粗纤维食物，新鲜水果，保持大便通畅；饮食清淡，禁忌辛辣刺激性食物。适量活动，1～2周内不能剧烈运动，以防止继发出血。两周内禁止性生活。建议检查5天后进行尿常规检查，观察是否有红细胞或白细胞的存在。

四、膀胱镜检查结果通常多久可以出来呢？

一般情况下当天就可以获得结果，但如果做了病理活检，出结果的时间则会相应的延长，具体需要多长时间应及时向所在医院进行咨询，并关注检查单上的提示。

五、膀胱镜检查结果怎样看呢？

根据膀胱镜镜下所见，可以初步看出前尿道、后尿道、膀胱颈、膀胱以及输尿管口等有无异常。病理组织检查的结果则有助于确定膀胱癌的病理类型。受检者需要拿着报告请开单医生进行回诊，在专业医生的指导下进一步明确检查结果。

（花 佩）

第三节　前列腺穿刺

一、什么是前列腺穿刺？

前列腺穿刺又称前列腺穿刺活检术，它是通过穿刺针经直肠或者会阴穿刺，以取得前列腺组织并进行病理学检验的一种检查方法，用以明确前列腺病变的性质、种类以及程度，是确诊前列腺癌的金标准。虽然称之为活检术，但它仍是一个检查项目，而不是手术。

前列腺穿刺根据穿刺途径的不同，可分为经直肠穿刺和经会阴穿刺两种方式，临床上以经直肠途径最为常用。是否需要进行前列腺穿刺，需由专业医生来判断受检者是否有前列腺穿刺指征，并在做好相关检查后进行。

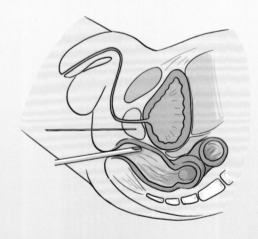

二、为什么要做前列腺穿刺呢？

当男性受检者（尤其是老年受检者）在体检时发现前列腺特异性抗原升高、前列腺磁共振检查考虑前列腺恶性肿瘤时，需要进行前列腺穿刺检查以明确病变性质，区分是前列腺增生还是前列腺肿瘤。

（一）什么情况下需要做前列腺穿刺呢？

不是每一位受检者都需要做前列腺穿刺，当出现以下情况时，医生会建议您进行前列腺穿刺：

1. 肛门（直肠）指检时摸到明显的质硬结节。

2. 超声、磁共振成像或其他影像学检查提示前列腺占位性病变。

3. 血清前列腺特异性抗原（PSA）明显增高。

（二）什么情况下不宜做前列腺穿刺呢？

当出现以下情况不宜做前列腺穿刺：急性前列腺炎，或者直肠、肛周炎症、严重的内外痔等；处于急性感染期、发热期；肛门狭窄或者局部粘连较重者；凝血功能异常或者全身出血性疾病；有高血压危象；处于心脏功能不全失代偿期；糖尿病患者血糖不稳定；前列腺体积过大或过小。通常情况下，在行前列腺穿刺前，医生会全面判断患者是否适合进行此项检查。

（三）做前列腺穿刺会疼吗？

穿刺前医生会在穿刺部位注射麻醉药，这样穿刺时就不会感到疼痛。若穿刺过程中感觉到剧烈疼痛，应及时告知医生。

三、如何配合前列腺穿刺？

（一）穿刺前我们需要做些什么准备呢？

首先要让医生充分了解受检者的病史，并知晓进行穿刺的目的、大致过程及可能造成的风险等，待签署检查知情同意书后方可进行。

1. 穿刺前需要空腹吗？

不需要，但饮食宜清淡易消化，不要吃辛辣、刺激、生冷的食物。穿刺前要排空粪便。如果是在腰麻或全麻下进行穿刺，穿刺前则需要禁食禁水了。

2. 穿刺前吃药会影响检查吗？

对于正在服用抗凝药物者，穿刺前一周要在专科医生指导下停用。穿刺前要根据医嘱使用抗菌药物，预防感染。

3. 穿刺前我们还需要做些什么准备呢？

进行外阴部的清洁，对会阴部、肛门以及阴囊部位进行清洗。保持精神状态良好，多休息，保证睡眠，消除紧张、顾虑。

（二）穿刺过程中我们应该如何配合呢？

1. 穿刺时需要麻醉吗？

为了减少疼痛和不适，一般采用局麻方式，若有特殊情况，在充分准备的情况下，也可以采取全麻的方式。麻醉方式的选择主要取决于受检者穿刺的方式、身体条件及对手术操作接受度等因素。

2. 穿刺时应取什么样的体位呢？

经会阴穿刺者取截石位，经直肠穿刺者取侧卧位。

3. 穿刺过程中听到的"啪啪"声是怎么回事呢？

这是医生在用活检枪进行局部组织的采集，此时切勿紧张，以避免引起迷走神经反射，出现呕吐、心跳减慢、血压下降等类似于"虚脱"的现象。可做深呼吸，尽量放松。出现明显不适应及时告知医生，终止操作。穿刺过程中要保持穿刺姿势，避免随意移动身体。

（三）穿刺后我们需要注意些什么呢？

1. 穿刺后需要卧床休息吗？

穿刺当天尽量卧床休息，同时密切观察自身情况。如肛周有无出血，下坠感等。保持大便通畅，避免用力排便增加腹压，引起穿刺点出血。

2. 穿刺后出现便血、血尿、排尿疼痛等情况怎么办呢？

这是由于穿刺过程中造成局部组织损伤所致，无需担心。穿刺后多饮水，可使血尿症状减轻，勤排尿，不要因为害怕疼痛而不敢排尿，通常情况下在穿刺后次日症状即可消失。

3. 穿刺后出现发热怎么办呢？

感染是经直肠前列腺穿刺最常见的并发症，常于穿刺后当天出现。一般体温不超过 38℃，多于次日恢复正常。若症状未消退，可继续使用抗生素 3～5 天。

4. 穿刺后会对我们的日常生活有影响吗？

不会，但需要注意，饮食上尽可能清淡，多吃一些新鲜的蔬菜、水果，多喝水。避免进食生冷、辛辣刺激性的食物，避免饮酒。注意避免用力咳嗽、搬抬重物等可能增加腹压的行为，3周内严禁做剧烈腰部活动。

四、前列腺穿刺活检结果通常多久可以出来呢？

各家医院有所不同，应及时与医生沟通，一般需要5～7个工作日出结果。

五、前列腺穿刺活检结果怎么看呢？

前列腺穿刺的核心项目是病理结果，如穿刺针数、病理类型、恶性程度等。如果在超声引导下行穿刺，还包括超声直视下所见的结果，如前列腺的大小、前列腺内有无异常回声等。病理结果可提示肿块的良恶性，超声直视下所见的结果可初步判断前列腺的体积大小等。经前列腺穿刺检查的结果只要有异常，就应尽快就医，在专业医生的指导下进一步明确检查结果。

（花 佩）

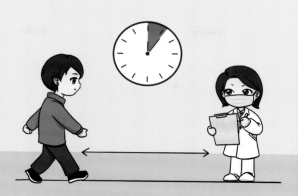

6 内分泌系统常见检查

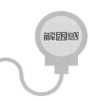

 # 第一节　口服葡萄糖耐量试验

一、什么是口服葡萄糖耐量试验？

口服葡萄糖耐量试验（OGTT）就是我们常说的"喝糖水"试验，是检测葡萄糖代谢功能的一项检查，主要用于诊断症状不典型或血糖升高不明显的可疑糖尿病。当胰岛素 β 细胞功能正常时，机体在进食糖类后，各种机制会使血糖在 2 ~ 3 小时内迅速恢复到正常水平，这种现象称为耐糖现象。

一次性服用一定量的葡萄糖水，并分别在规定的时间段进行 5 次采血来测定血糖水平。可评价不同个体自身血糖的调节能力，是临床上诊断普通人群及孕妇妊娠糖尿病的重要检查手段。当出现不明原因的多饮、多食、多尿、体重降低、乏力等症状时，推荐进行此项检查。

二、为什么要做口服葡萄糖耐量试验呢？

口服葡萄糖耐量试验又称糖耐量试验，可全面评估空腹和餐后血糖，其结果可作为诊断糖尿病的"金标准"。在门诊、内分泌科及产科病房，特别在"二孩"政策实施以后，很多准妈妈、肥胖、多囊卵巢综合征、高血压查因及甲亢等糖代谢异常的高危人群都需要进行口服葡萄糖耐量试验。

（一）哪些情况需要做口服葡萄糖耐量试验呢？

1. 无糖尿病症状者，出现随机或空腹血糖异常、一过性或持续性糖尿。

2. 出现不明原因多饮、多食、多尿、体重降低、乏力等症状；或有糖尿病症状但随机或空腹血糖不够诊断标准时。

3. 妊娠期、甲状腺功能亢进、肝病、感染，出现糖尿者。

4. 对于妊娠期妇女或曾经生育过 >9 千克体重婴儿的孕妇，需行口服葡萄糖耐量试验以明确是否存在妊娠糖尿病。

5. 经常出现不明原因低血糖的患者。

6. 出现原因不明的肾脏疾病、视网膜病变时。

7. 高风险人群筛查糖尿病。

（二）口服葡萄糖耐量试验需要定期做吗？

对于已经确诊的糖尿病或妊娠糖尿病患者，一般无需定期检查。

如有以下情况者建议每年筛查一次：体重超过标准体重 120% 的人群；有糖尿病家族史者；明确诊断高血压者；高密度脂蛋白胆固醇 ≤ 0.9 毫摩尔 / 升或甘油三酯 ≥ 2.82 毫摩尔 / 升的人群；曾经有糖耐量受损的人群。

对于没有确诊糖尿病的孕妇，建议应在 24 ～ 28 周进行初次检查，如存在异常，经治疗后应根据医师的指导进行定期复查。

（三）哪些人群不宜做口服葡萄糖耐量试验呢？

当受检者存在意识不清、不能配合口服葡萄糖或存在胃切除等可导致葡萄糖吸收异常的疾病时，不宜进行口服葡萄糖耐量试验。已确诊的重症糖尿病、严重感染性疾病、酮体阳性及存在呕吐、腹泻症状者，不宜进行试验。如遇急性心肌梗死、脑血管意外、外科手术等应激状态，或有感冒、肺炎等急性病，都可使糖耐量减低，应在病情恢复后再进行。此外，对于体重较低的儿童，在检查时应注意给糖量，可按照 1.75 克 / 千克体重进行计算，总量不超过 75 克。

（四）做口服葡萄糖耐量试验有风险吗？

一般情况下不会对我们的身体造成危害，只有少部分受检者可能会因在短时间内服用大量葡萄糖水后，出现恶心、呕吐、头晕等症状，多为轻症且可控，一般经休息或平卧后可缓解；部分受检者会在采血时，出现晕血、晕针等情况，无需担心，经休息后可好转。

（五）做口服葡萄糖耐量试验需要住院吗？

不需要特意住院，在门诊即可完成。但是由于需要按规定时间段进行多次采血，因此需要花费较长时间，请耐心等待。

三、如何配合口服葡萄糖耐量试验？

（一）采血前我们需要做些什么准备呢？

1. 采血前需要空腹吗？

需要，而且必须禁食禁水，建议空腹时间为10小时，一般采血前一日晚22时以后禁食。如果未按要求空腹，将导致血糖偏高，最终影响试验结果。

2. 采血前吃药会影响检测吗？

因有些药物会导致糖耐量的异常，因此在采血前应咨询专业医生的建议，在医生的指导下停药，以免影响试验结果。

3. 会晕血、晕针可以采血吗？

可以的，但需要提前告知采血护士，采血时可以闭上眼睛不看，或是转移注意力，或由陪同者搀扶，避免跌倒。

4. 采血前我们还需要做些什么准备呢？

检查前3天，应保持正常的饮食和运动习惯。不要刻意的节食或选择一些低热量的食物；不要久坐或久卧，保持正常活动强度，检查前避免剧烈体力活动和精神刺激。

（二）采血过程中我们应该如何配合呢？

1. 采血时取什么样的体位呢？

通常情况下，门诊采血取坐位，病房采血大多取卧位，采血时体位相对固定。

2. 选择什么部位进行采血呢？

通常多选择前臂肘部静脉或手背静脉，也可采取指尖血进行检查。

3. 整个试验过程中我们应该怎么做呢？

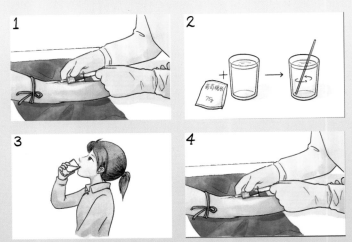

试验开始前，先抽取一次空腹血，采血过后准备葡萄糖水（正常成人含糖量为 75 克，水量在 300 毫升左右；妊娠女性含糖量为 100 克；儿童给予葡萄糖量为 1.75 克 / 千克，但最多不超过 75 克）。

需在 5 分钟内将葡萄糖水喝下，从喝第一口开始计时，分别于 0.5 小时、1 小时、2 小时、3 小时分别进行采血。若受试者不能耐受葡萄糖水，也可选择 100 克面粉做成的馒头（2 两左右）来代替葡萄糖水，需在 15 分钟内吃完。尽管馒头餐与口服葡萄糖水对于胰岛素或 C 肽的测定结果相差不大，但葡萄糖在定量方面更为精确。

采血过程中继续禁食直至试验结束，试验中不能服降糖药及注射胰岛素，不可吸烟、喝咖啡或茶，不做剧烈运动，也不要为多次采血引起情绪波动，应尽力配合医护人员采好每一次血样，做好采血穿刺处的按压，无法配合者需有人陪同。

（三）采血后我们需要注意些什么呢？

注意休息，按压采血处 3 ~ 5 分钟，不要剧烈运动。对于有晕针、晕血者，可平卧休息。采血后 1 ~ 2 天应注意保持采血部位的清洁。

四、口服葡萄糖耐量试验结果通常多久可以出来呢？

一般在检查后 5 ~ 30 分钟内可以获得结果，但由于各个医院实验室报告时限的区别，具体情况应根据医院而定。

五、口服葡萄糖耐量试验结果怎么看呢？

口服葡萄糖耐量试验结果可分为糖耐量降低和糖耐量升高两个方面。当结果降低时可明确诊断为糖尿病或糖尿病前期，对于糖尿病诊断的具体分型，常需要结合血清胰岛素检测及胰岛素释放试验结果；当结果升高时，可见于胰岛 β 细胞瘤、肾上腺皮质功能减退症、垂体功能减退等疾病。

糖耐量试验结果相对复杂，建议咨询专业医生进行详细解读。同时糖耐量试验可能受血糖生理波动、饮食情况、活动情况等因素影响，具体的疾病情况应咨询医生进行明确诊断。

（李　明）

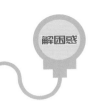

 第二节　连续动态血糖监测

一、什么是连续动态血糖监测？

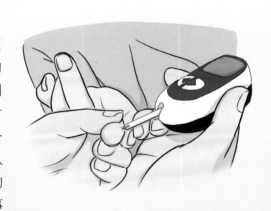

连续动态血糖监测（CGM）是一项通过葡萄糖传感器监测皮下组织间液的葡萄糖浓度变化的技术。即通过一种体积小、微创性、可携带式传感器，24 小时监测我们的血糖，如"电影"一般连续显示血糖变化的情况，从而可以更全面地了解血糖波动的趋势，如饮食、服药、运动等事件后血糖的变化，发现不易被传统检测方法所监测到的高血糖和低血糖。

二、为什么要做连续动态血糖监测呢？

血糖监测是糖尿病管理的重要内容，连续动态血糖监测可提供连续、全面、可靠的全天血糖信息。作为血糖的摄录仪，可连续监测 14 天，每 5 分钟监测一次数据并传输，帮助医生和患者了解血糖波动的趋势和特点，发现造成血糖变化的原因，为药物的选择和用量提供依据。实时监测血糖，可以帮助制定个体化的治疗方案，从而更好地控制血糖。可以避免频繁采集指尖血造成的伤口感染及痛感，同时提升医护便利度、患者舒适度和依从性。

（一）身体哪些部位可以植入血糖传感器呢？

腹部或上臂皮下，通常会选择上臂（三角肌与肱三头肌之间），便于查看和操作，但由于手臂活动频繁，可能会对传感器产生一定的干扰，因此建议选择非常用一侧的手臂。腹部也是一种常见选择，因其避免了频繁活动对传感器的干扰，使其更加稳定，同时腹部皮肤较为柔软，会感觉更舒适。

具体的植入部位可根据个人的生活习惯、舒适度和穿衣风格而定，但需要注意植入时应避开疤痕、皮损、红肿或感染等部位，且与胰岛素注射部位至少间隔5厘米以上。

（二）什么情况下需要做连续动态血糖监测呢？

动态血糖监测分为回顾性和实时动态两种，前者可以连续多日观察患者血糖波动，便于从中寻找规律，方便调整治疗方案；后者可连续、高密度实时提供血糖信息，根据血糖数值及变化趋势，帮助临床医生更为灵活的调整降糖方案，有助于患者更快、更准确的控制血糖，减少血糖波动。

1. 1型糖尿病患者。

2. 需要胰岛素强化治疗的2型糖尿病患者。

3. 进行自我血糖监测一段时间后，仍出现严重低血糖或反复低血糖、无症状性低血糖、夜间低血糖等的2型糖尿病患者。

4. 妊娠期糖尿病或糖尿病合并妊娠者。

5. 合并胃轻瘫、特殊类型糖尿病、伴血糖变化的其他内分泌疾病等特殊情况。

（三）连续动态血糖监测需要定期做吗？

是否需要定期进行连续动态血糖监测，需要根据个人的具体情况来确定。对于1型糖尿病患者血糖波动范围大，且不稳定的应经常进行监测，而稳定型的只需要偶尔监测即可；2型糖尿病患者且使用胰岛素治疗，有综合症状的应经常监测。其他非糖尿病患者在体检或糖尿病筛查时仅在有需求时进行即可。

（四）哪些人群不宜使用血糖传感器呢？

通常情况下动态血糖监测无特殊禁忌，但需注意有焦虑、抑郁等疾患者不宜使用，以免加重心理负担使血糖越来越差；胶布过敏者也不宜使用，以免加重皮肤过敏情况，并造成经济上的浪费（因为传感器是一次性的）。

（五）做连续动态血糖监测有风险吗？

没有，传感器探头针的长度是 5 毫米，跟头发一样细，扎进皮肤后留在表皮下的是软针，传感器大小相当于一枚硬币，佩戴后没有异物感。

（六）血糖传感器可以自己在家使用吗？

可以，但需要在专业医护人员的指导下进行传感器安装培训后使用（不同品牌的传感器，安装和使用要求会有所不同），以免因操作不当造成数据监测不准确，或是传感器损坏。

三、如何进行连续动态血糖监测？

（一）监测前我们需要做些什么准备呢？

穿着易于穿脱的衣服，以便充分暴露腹部或上臂皮肤，如半身裙或宽松的裤子，不穿塑身衣、紧身衣以及连衣裙等，保持局部皮肤清洁，正常饮食即可。

（二）监测过程中我们应该如何配合呢？

1. 传感器植入时取什么样的体位呢？

（1）植入腹部：取平卧位，充分暴露腹部皮肤，放松腹部肌肉。

（2）植入上臂：可将手叉腰，充分暴露上臂皮肤，放松。

2. 传感器在佩戴期间我们要注意些什么呢？

（1）佩戴传感器期间应远离强磁场，不能进行 MRI 以及 X 线、CT 等影像学检查，以防干扰。使用手机不影响仪器工作。

（2）佩戴期间可以洗澡，但时间不宜过长。腹部植入者注意裤带、皮带不能压住探头，上臂植入者注意穿脱衣服时要小心，以免将传感器带出。

（3）若植入处皮肤出现红肿、疼痛，或传感器脱出应及时告知护士或医生。

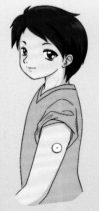
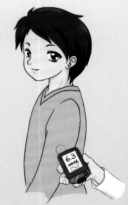

（4）记录每天的生活事件，如进餐、运动、服药、注射。监测期间不必刻意减少食量或加大运动，使结果更真实，更具有指导意义。

（5）实时动态血糖监测仪应至少佩戴 12 小时以上，因为在最初的 12 小时里，有时其准确性欠佳。

3. 监测期间吃药会对监测有影响吗？

某些物质会影响探酶测量的准确度，但请您不用担心，医生将会根据您的情况制定最适宜的药物。

4. 监测期间还需要测量指尖血糖吗？

需要的，每日至少进行 4 次的指尖血糖监测，间隔不超过 12 小时，以进行校准。当出现严重低血糖、血糖急剧变化、自感不适或其他情况时，若与动态血糖监测数据不相符，会测量指尖血糖进行对比，以便更好地了解您的情况。

（三）监测后我们需要注意些什么呢？

一个传感器的使用期限为 14 天，到时请到医院由专业医生或护士帮您拔除，也可以由接受过培训的家属拔除。拔除后请按压局部，避免出血。传感器拔除后需要进行数据的读取与导出，请耐心等待。医生将根据传感器的血糖记录信息进行分析，并给予您专业的指导。

四、连续动态血糖监测结果通常多久可以出来呢？

将监测结果导出后即可获得结果。

五、连续动态血糖监测结果怎么看呢？

监测结果主要是为了发现有没有低血糖或高血糖、全天的血糖波动、餐前餐后的血糖波动、同一时间段的血糖波动等。其结果是结合血糖波动曲线做出判断，从而针对性地调整治疗方案。但要注意治疗方案的调整仍需在专业医生的指导下进行，切不可随意调整。

（李　明）

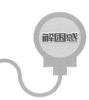

 第三节 血液激素检测

一、什么是血液激素检测？

在人体内分布有很多的内分泌腺，它们会分泌相应的激素。虽然这些激素在血液中的含量极少，但对人体的生长发育、物质和能量的转换、生殖，对于外界刺激的反应等生命活动起着重要的调节作用，且对一些疾病的诊断也起着重要的作用。

血液激素检测主要是通过采血来检验，不同的疾病诊断，需要检测的激素种类也不一样。有些激素可以通过空腹采血，有些激素本身分泌具有节律性，就需要按照其节律或是特殊要求来进行。下面我们将介绍几种临床常见的特殊血液激素检测方法。

二、为什么要做血液激素检测呢？

有些疾病在早期往往不会有太大的临床表现，这时通过血液激素检测却可以体现出来。通过检测结果，来判断我们体内的激素水平分泌是否正常，从而协助诊断我们是否患有如内分泌系统、生殖系统、代谢系统、血液系统、心血管系统等的疾病及一些身体感知不到的妇科疾病。

（一）什么情况下需要做血液激素检测呢？

1. 月经不调：出现月经周期延长、月经量减少等情况。

2. 多囊卵巢综合征：是一种常见的代谢性疾病，可能与遗传、环境等因素有关，会出现月经量减少、闭经、肥胖等症状。

3. 更年期：随着年龄的增长，体内的激素水平会有所下降，容易出现月经紊乱、潮热、盗汗等症状。

4. 肾上腺皮质激素分泌失调：分泌亢进会引起库欣综合征，导致肥胖、高血压、糖代谢异常等现象。

5. 甲状腺激素分泌失调：甲状腺功能亢进可出现食欲亢进、大便次数增多、紧张、焦虑、烦躁易怒等现象；功能减退会出现畏寒、乏力、声音嘶哑、皮肤干燥或心动过缓等症状。

6. 妇科疾病：存在如阴道炎、子宫内膜炎、盆腔炎等，可能会导致体内激素水平异常。

7. 骨质疏松：体内钙元素的丢失或摄入不足，会增加骨质疏松的发病率，需要通过激素检测来确定。

（二）有哪些常见的特殊血液激素检测项目呢？

1. 皮质醇昼夜节律试验：观察肾上腺皮质功能，皮质醇分泌与肾上腺功能密切相关。皮质醇分泌有昼夜节律变化，当肾上腺皮质功能亢进、肾上腺皮质增生或肾上腺肿瘤等疾病发生时，皮质醇浓度会升高，会造成昼夜节律的改变。

2. 卧立位醛固酮试验：从卧位到立位的时候肾素活性的水平是增加的，但是醛固酮水平却增加得不明显甚至降低，就说明其不受肾素活性的调节，可以通过这个原理来诊断原发性醛固酮增多症。

3. 精氨酸试验：又称左旋精氨酸刺激试验，通过检测人体在推注精氨酸后 2 分钟、4 分钟、6 分钟的胰岛素和（或）C 肽、胰高血糖素的水平，以此来反应胰岛 β 细胞储备功能，有助于准确地评估晚期糖耐量降低和糖尿病患者胰岛素分泌功能。

（三）血液激素检测需要定期做吗？

需由专业医生根据受检者的具体情况、所需检测激素水平项目而定。

（四）什么情况下不宜做血液激素检测呢？

通常情况下无特殊禁忌，但检测结果往往会受药物、生活习惯及环境因素的影响。

（五）做血液激素检测有风险吗？

没有，常规的激素检测是通过饮食和活动来进行配合后，采血进行检验得到结果。

（六）做血液激素检测需要住院吗？

如果只需采集空腹血，而无其他特殊要求则不需要住院，门诊就可以完成；如果是进行节律试验、激发试验等特殊激素检测，则需要住院来完成。

三、如何配合血液激素检测？

（一）采血前我们需要做些什么准备呢？

1. 皮质醇昼夜节律试验

采血前需要空腹，因为食物中含有某些激素成分，会影响结果的可靠性；保证采血前晚的睡眠，尽量避免服用镇静安眠药，以免影响检测结果；如有外伤、手术或轻微感染，应在身体恢复后再进行检测。

2. 卧立位醛固酮试验

采血前一天可以正常饮食，但不要吃得过多，也不要吃得过于油腻，不要喝酒，不要有过量的运动，正常饮食、休息即可，以免引起血糖及血脂的变化。

3. 精氨酸试验

采血前一天不吃过于油腻、高蛋白食物，避免大量饮酒，因酒精成分会直接影响检测结果。采血前需禁食 12 小时。

（二）采血过程中我们应该如何配合呢？

采血是由专业的医护人员进行，受检者不用担心，好好配合就行！采血过程中如有任何不适，应及时告知医护人员。

1. 皮质醇昼夜节律试验

（1）皮质醇节律需要在三个点进行采血，分别为早上 8 时、下午 16

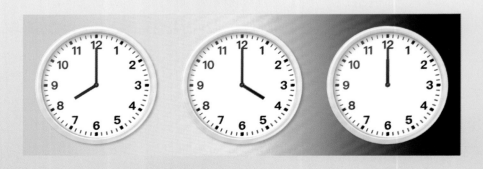

时和凌晨 12 时。

（2）采血前后避免情绪激动，避免剧烈运动，需在安静休息的状态下等候采血。

（3）由于 12 时患者处于睡眠状态，叫醒患者会使皮质醇应激而增高，可在白天留置好一个留置针，通过留置针进行采血，以得到较为可靠的结果。

2. 卧立位醛固酮试验

（1）采血前晚患者正常卧床休息，12 时后不可再饮水。卧床期间不能抬高床头，坐起、站立、下床上厕所等都不行。

（2）清晨取卧位进行第一次采血。

（3）采血后立位 2 个小时，期间可坐、可站、可走，但不能弯腰、低头，也不要保持一个姿势太久，以免引起头晕和晕厥。

（4）2 个小时后再静坐 5 ～ 15 分钟后进行第二次采血。

（5）若患者无法耐受应及时提出以终止检测。

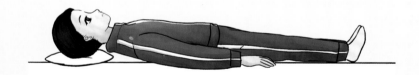

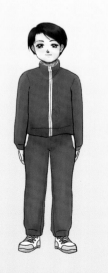
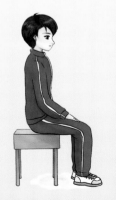

3. 精氨酸试验

（1）采血前先为患者留置好留置针，先采集0分钟（起始状态）空腹血。

（2）采完血后，夹管接生理盐水推注，确定无外渗后换精氨酸试剂5克（20毫升／支）静推，在30秒内全部推完。

（3）推注时注意计时，在静推后2分钟、4分钟、6分钟再各采血一次。

每次采完血，需接生理盐水针筒推少量生理盐水维持通路或封管，采血前先用空针抽出头皮针内生理盐水，然后再接另一副空针采血，血标本及时送检。

（三）采血后我们需要注意些什么呢？

采血后，应立即按压采血部位，且时间不可过短，沿血管方向按压针眼3~5分钟，不要揉搓，可将采血部位适当抬高，凝血功能差者可适当延长按压时间。

四、血液激素检测结果通常多久可以出来呢？

根据检测激素种类和方法的不同，获得结果时间也不同。

五、血液激素检测结果怎么看呢？

不同的激素水平反映的是不同的疾病，因此需在专业医生的指导下进一步明确检测结果。

（李　明）

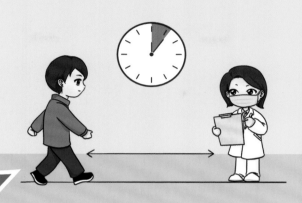

7

神经系统常见检查

第一节　脑电图检查

一、什么是脑电图检查？

脑电图是神经科常用的电生理检查，是中枢神经系统功能的检查方法之一，和大家熟悉的心电图一样，它通过贴在头皮上的电极，间接地记录大脑皮质神经元的自发性、节律性活动，经计算机将这些生物电处理放大后进行分析，从而对疾病进行诊断和鉴别诊断。它安全、无创、易行，既可了解脑的生理功能，又能反映脑的病理变化。

脑电图检查项目可分为常规脑电图、动态脑电图和视频脑电图。

1. 常规脑电图：一般监测数分钟至数十分钟，主要用于快速筛查，时间短、费用低、简便快速。但由于监测时间短，常难以描记到癫痫样放电，因此阳性率较低。

2. 动态脑电图：又称为 24 小时脑电图，受检者随身携带便携式脑电图记录仪，实时记录收集脑电活动数据。但由于没有录像设备，难以判断脑电图异常时，受检者处于什么样的状态，从而影响了结果的判断。

3. 视频脑电图：在脑电图的基础上，增加了视频设备，可以结合拍摄

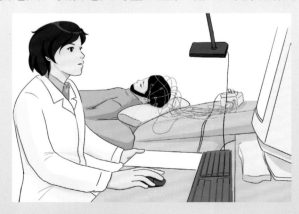

到受检者的症状进行分析，有利于精准定位和诊断，其监测时间可以灵活掌握。

二、为什么要做脑电图检查呢？

癫痫是神经系统的常见病，其发作形式多种多样，发作时间也无法预测。另外有多种疾病和某些生理现象均可为发作性特点，因而使癫痫的临床诊断及鉴别诊断比较困难。而脑电图是鉴别癫痫发作性质及类型最有效的检查方法，也是国际上普遍采用的癫痫和癫痫综合征分类的重要依据之一。除此之外，脑电图对脑病或者是脑炎的诊断也非常有价值，通过脑电图可以鉴别是否有脑炎或颅内感染。

（一）什么情况下需要做脑电图检查呢？

1. 鉴别脑器质性疾病和功能性疾病：如抽搐、精神障碍、聋、盲等器质性或功能性疾病。

2. 各种脑部疾病辅助诊断、鉴别诊断及定位：常用于癫痫、脑瘤、脑外伤、颅内血肿、脑炎、脑寄生虫病、脑脓肿、脑血管病及其他各种脑病和昏迷患者。

3. 了解全身疾病疑似脑损害是否脑受累：如肿瘤是否有颅内转移、感染、中毒、肝或肾性疾病等是否造成脑功能损害。

4. 随访了解脑部疾病的变化、疗效、脑发育状况，帮助了解脑衰老及脑死亡。

（二）脑电图检查需要定期做吗？

需要，尤其是癫痫患者，定期进行脑电图检查可以帮助医生及时发现癫痫患者的异常情况，如癫痫发作、脑电波异常等，并对患者的病情进行全面的评估，制定出有针对性的治疗方案。此外，脑电图检查还可以用于监测患者的治疗效果，帮助医生及时调整治疗方案。因此，定期进行脑电图检查很重要。

（三）什么情况下不宜做脑电图检查呢？

1. 头皮外伤严重，广泛或开放性颅脑外伤及颅脑术后，无法安放电极或可能因检查造成感染；

2.不宜搬动的病情危重患者,而脑电图机又非便携式不能移至床旁检查;

3.极度躁动不安、当时无法使其镇静而配合检查。

（四）做脑电图检查有风险吗？

没有，脑电图检查是一项安全的检查技术，对受检者没有任何副作用及危害。因此，对于婴幼儿、孕妇及老年人来说也可以进行反复多次检查。

（五）做脑电图检查需要住院吗？

不需要，在门诊就可以完成。常规脑电图检查只需几十分钟即可；24小时动态脑电图可携带仪器回家，不影响日常生活；视频脑电图则需要在检查室内待上十几小时，是否需要住院根据各家医院的规定而定。

三、如何配合脑电图检查？

（一）检查前我们需要做些什么准备呢？

1. 检查前需要空腹吗？

不需要，可以正常饮食，如果人体在空腹状态下，由于血糖过低，可能会引起大脑异常放电，从而导致脑电图结果异常。

2. 检查前吃药会影响检查吗？

一般情况下不会有影响，但如催眠药、抗精神病类药物、抗抑郁等药物会引起脑电波的异常,因此在检查前应暂停服用,无法停药者应告知医生。

3. 检查前我们还需要注意些什么呢？

避免紧张情绪，保持良好的作息规律，避免熬夜；保持头部清洁，不要使用护发用品，避免发油、发蜡,检查前取下发饰；脸部不要涂抹化妆品；检查前取下所有电子产品；不穿毛衣或化纤类衣物，以免造成静电干扰。

（二）检查过程中我们应该如何配合呢？

1. 检查时取什么样的体位呢？

常规脑电图检查通常情况下取坐位,病情较重者可取半卧位或平卧位；视频脑电图检查取平卧位。

2. 检查时是不是就是睡觉呢？

并不是。儿童在进行视频脑电图检查时，需要在睡眠状态下，而成人则只需保持相对平静的心情即可。而且如常规脑电图检查过程中还需要配合医生做一些动作，如闭眼、睁眼或用力呼吸等。

3. 做 24 小时动态脑电图检查会影响我们的日常生活吗？

不会，但需要注意监测期间不做剧烈运动，避免焦躁、紧张的情绪，饮食保持清淡，不吃辛辣刺激的食物，严禁烟酒，远离电子设备，并且要保证充足的睡眠。

4. 视频脑电图检查时间较长，可以有家属陪同吗？

可以，但需要注意进入监测室后勿高声喧哗，保持安静；关闭所有通讯设备；陪同人员应避免在监测范围内频繁活动，不与受检者同卧一张床；保护好电极线和放大器等检查设备，避免扯拽、压折或用手松动头皮电极；如果受检者出现发作前预感，陪同人员应迅速按下呼叫器，掀去受检者身体的遮蔽物，避免其对发作症状的遮挡；陪同人员应与受检者保持距离，不要遮挡受检者面部、上肢等重要部位，不要把持受检者肢体或是头部强行按压。

（三）检查后我们需要注意些什么呢？

检查后继续休息 15～20 分钟，无任何不适再离开监测室。清洗头皮，将残留物清洗干净，以免引起头皮过敏或其他不适。进行 24 小时动态脑电图检查后应及时归还监测记录仪。

四、脑电图检查结果通常多久可以出来呢？

由于检查的类型不同，因此获得结果的时间也不同。常规脑电图因检查时间短，出结果时间较快，检查后 24 小时内就可出结果。而动态和视频脑电图因记录数据量较大，需要更多的时间来进行分析和处理，通常需要 2～3 个工作日。

五、脑电图检查结果怎么看呢？

脑电图检查结果是一种记录脑电活动的图形记录，我们需要将结果交由专业医生来进行分析解读。

（袁依雯）

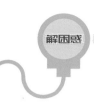

 ## 第二节　肌电图检查

一、什么是肌电图检查？

肌电图是收集肌肉电活动的一项神经系统电生理检查，通过应用电子学仪器，来记录肌肉静止或收缩时的电活动，及应用电刺激检查神经、肌肉兴奋及传导功能的方法。

通过此检查，可以确定周围神经、神经元、神经肌肉接头及肌肉本身的功能状态。帮助诊断进行性肌营养不良、多发性肌炎、重症肌无力、周围神经病、脊髓灰质炎、运动神经元病等多种神经系统疾病。

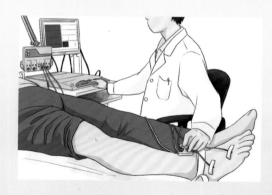

二、为什么要做肌电图检查呢？

正常肌肉处于安静状态下是没有电活动的，当肌肉收缩时会产生微弱的电流，在皮肤适当位置插入电极可以测定肌肉内部的电流。根据电子仪器记录并放大肌肉安静和收缩时的电信号，就可以检查神经肌肉是否有功能障碍及神经肌肉之间的信号传输问题。

（一）什么情况下需要做肌电图检查呢？

当出现肢体疼痛、麻木、肌肉萎缩、无力、抽搐等症状，且较长时间不能缓解时，往往需要肌电图检查来明确是神经还是肌肉损伤；怀疑患有运动神经元病、颈椎病或腰椎病、神经损伤或局部神经受压、重症肌无力、肌肉疾病、周围神经病时，需要进行肌电图检查来辅助诊断或鉴别诊断。

（二）肌电图检查需要定期做吗？

不需要，对明确诊断有神经损伤后，至少 3～6 个月复查较为合适，短时间频繁复查意义不大。

（三）什么情况下不宜做肌电图检查呢？

1. 患有严重的精神障碍，拒不配合操作，或是处于昏迷状态。

2. 皮肤严重破损，患有血友病等出血性疾病或患有经血液传染的传染病。

3. 安装有永久心脏起搏器，会干扰肌电图的电活动，对检查结果造成影响。

4. 晕针者可能会在针刺过程中出现头晕、心慌、晕厥等现象，一般不宜进行此检查。

（四）做肌电图检查会疼吗？

肌电图检查是一种微创性侵入检查，所造成的反应一般都是可耐受的。检查时将电极插入肌肉时，部分受检者会感觉到疼痛，但不会很痛苦。由于有电流通过，检查过程中会出现麻木感、酸胀感和疼痛感，有一种触电样的感觉，但持续时间较短。

（五）做肌电图检查有风险吗？

风险很小，并发症也很少见。由于需要将电极插入受检者肌肉中，可能会导致 1～2 天的疼痛或是针孔周围肿胀，之后会慢慢缓解。当检查肺部肌肉时，可能会因空气进入胸壁和肺部之间引起气胸，但这种情况极为罕见，所以无需太过担心。

三、如何配合肌电图检查？

（一）检查前我们需要做些什么准备呢？

1. 检查前需要空腹吗？

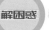

不需要，因为肌电图检查主要作用于肌肉，与胃肠器官没有任何关联。

2. 检查前吃药会影响检查吗？

某些延迟神经传导的药物、抑制癫痫发作的药物、精神类药物，会对检查结果产生影响，造成误差，建议在进行检查前咨询专业医生是否需要停药。

3. 检查前对个人着装有什么特殊要求吗？

检查前一天需要洗澡，且不要涂抹乳液等护肤品。检查当天穿宽松，易于穿脱的衣裤。

（二）检查过程中我们应该如何配合呢？

1. 检查时取什么样的体位呢？

根据检查部位取合适的体位，使肌肉便于支撑和稳定，既能自然放松，又能做各种运动。检查下肢或躯干肌肉取卧位，上肢取坐位，手臂平放在桌上。

2. 检查时我们还需要配合医生做些什么呢？

在针刺肌肉时需要进行肌肉收缩或放松的动作，检查过程中需要配合医生的指示，做出不同的肌肉动作，如伸直、弯曲、扭曲等，并尽可能的放松肌肉，保持舒适和自然的姿势。

（三）检查后我们需要注意些什么呢？

1. 检查后可以立即洗澡吗？

不可以，因为在检查时会对皮肤进行针刺，因此会留下针眼，检查结束后洗澡，则可能会造成伤口感染。建议检查后 24 小时再洗澡，并注意水温适宜，避免用力揉搓。

2. 检查后出现不适该怎么办呢？

检查后针刺部位可能会有出血，大多会自行止血；检查后出现麻木、酸胀感一般会自行缓解，也可对局部进行热敷缓解不适。

3. 检查后会对我们的日常生活有影响吗？

不会，但要注意休息，避免过度劳累，注意调整饮食，避免食用过多刺激性食物，多吃一些清淡易消化的食物。

四、肌电图检查结果通常多久可以出来呢？

通常情况下当天就可以获得结果。

五、肌电图检查结果怎么看呢？

肌电图检查结果包括检查部位的波形图和文字诊断，由于结果分析较为复杂，我们需要交由专业的医生进行判断。

（袁依雯）

第三节　步态分析

一、什么是步态分析？

步态是人体步行时的姿态和行为特征，人体通过髋、膝、踝、足趾的一系列连续活动，使身体沿着一定方向移动的过程。步行的控制十分复杂，任何环节的失调都可能影响步态。正常的步态具有稳定性、周期性、节律性、方向性、协调性以及个体差异性。当人们存在疾病时，步态特征将有明显的变化。

步态分析又称为步态检测，就是研究步行规律的检查方法，通过生物力学和运动学手段，揭示步态异常的关键环节及影响因素，从而指导康复评估和治疗，有助于临床诊断、疗效评估及机理研究等。常通过一些特殊的参数来描述步态正常与否，如步态周期、运动学参数、动力学参数、肌电活动参数和能量代谢参数等。

二、为什么要做步态分析呢？

步态分析不仅在于能协助临床诊断，更是为制订康复治疗计划和评定康复疗效提供必要依据。因此，通过步态分析可以了解异常步态的性质和程度；对异常步态进行障碍学诊断；为制订康复治疗计划提供客观依据；对康复训练前后的步态进行对比检查，评价康复疗效；对安装假肢、支具前后的步态进行对比，评价其作用效果。

（一）什么情况下需要做步态分析呢？

步态分析适用于所有因疾病或者外伤导致的行走障碍或者步态异常，对婴幼儿而言，步态是其健康与疾病的一个标准，早发现、早治疗才能提高治愈率。

1. 中枢神经系统损伤：如脑卒中、脑外伤后偏瘫、脑瘫、帕金森病等。

2. 骨关节疾病和外伤：如髋关节或膝关节术后、关节炎、韧带损伤、下肢不等长等。

3. 下肢肌力损伤：如脊髓灰质炎、股神经损伤、腓总神经损伤等。

4. 婴幼儿行走过程中发生的步态异常：如出现"X"或"O"形腿；站立、走路的发育明显滞后；跑起来摇摇晃晃；走路时出现内八或外八字，或者常常绊倒；大脚趾不直，走路拖着脚尖等。

5. 其他一些疼痛。

（二）步态分析需要定期做吗？

是否需要，应根据个人的具体情况而定。但对于存在异常步态的儿童，通过定期检测，可以及时发现问题，及早干预矫正，通过定制化方案，科学高效地解决问题。

（三）什么情况下不宜做步态分析呢？

患有严重心肺疾病、下肢骨折未愈合、无自主步行能力，不能配合检测者。

（四）做步态分析有风险吗？

没有，传统的步态分析第一步是通过目测法来完成，虽然此方法操作便捷，但是由于获取的信息有限，而且具有较强的主观性，因此也会借助一些仪器来检测。随着智能手机和穿戴式仪器的普及，有时只需要使用一些简单的应用程序或传感器就可完成检测。

三、如何配合步态分析？

步态分析方法分为定性分析（目测法）和定量分析（仪器分析法），前者是通过对步态的多个方面进行观察和分析，对步态问题做出准确的判断和评估；后者是通过仪器量化指标对步态进行深入分析和评估的方法。

（一）检查前我们需要做些什么准备呢？

了解步态分析的目的和流程，以确保自己能够积极配合。穿着舒适的运动鞋和合适的衣服，避免穿高跟鞋或拖鞋等影响步态的鞋子。如果有疼痛等不适症状，应提前告知医生，以便在步态分析中加以关注。

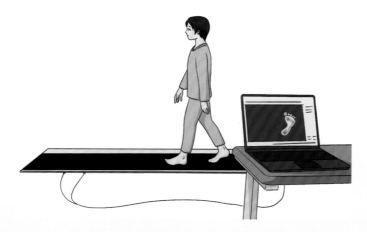

（二）检查过程中我们应该如何配合呢？

按照医生的要求进行自然行走，放松心情，保持正常的行走姿势，不要刻意改变自己的步态。行走过程中不要停顿或中断，保持稳定的步伐和速度，不要受到外界的干扰。行走过程中不要回头或改变方向，保持直线行走。使用仪器进行检测时，不要随意更改操作步骤。

（三）检查后我们需要注意些什么呢？

检查后进行适当休息，避免因过度疲劳而造成身体不适。

四、步态分析结果通常多久可以出来呢？

通常情况下当天就可以获得结果，但仍需要根据具体情况而定。

五、步态分析结果怎么看呢？

步态分析结果需要通过观察步态周期、站立相和摆动相的时间分布、关节角度变化、GRF 曲线等方面进行综合判断。由于过于复杂，因此当结果存在异常时，应及时咨询专业医生进行详细的解读，以便获得更为准确的诊断。

（袁依雯）

第四节　脑脊液检查

一、什么是脑脊液检查？

脑脊液是一种无色透明的液体，充满在大脑、脊髓周围的空间内，起到保护和滋养的作用。脑脊液含有一定的细胞及化学成分，在病理情况下，某些物质通过血－脑屏障进入脑脊液，可以导致这些成分发生变化。

脑脊液检查是一种临床检验方式，是神经科最常见的医学诊断方法。通过对腰椎或脑室穿刺获得的脑脊液，进行物理、化学和细胞学特征分析，为诊断疾病提供依据，尤其是对中枢神经系统疾病的诊断具有重要意义。

二、为什么要做脑脊液检查呢？

脑脊液检查不仅可以为临床诊断提供依据，还可以观察颅内压力的变化，对病情进行动态观察，观察脊髓的病变，用于治疗等。

（一）什么情况下需要做脑脊液检查呢？

1. 出现头部紧束感、恶心、呕吐、消瘦、胸痛等症状；

2. 疑似中枢神经系统疾病：如感染、炎症、肿瘤、外伤等情况；

3. 怀疑蛛网膜下腔出血而头颅 CT 尚不能证实；

4. 需要诊断和鉴别脊髓病变和多发性神经根病变；

5. 需进行脊髓造影和接受鞘内药物治疗。

（二）脑脊液检查需要定期做吗？

间隔多久复查，需要根据受检者的具体情况、病因、病情的严重程度来决定。

（三）什么情况下不宜做脑脊液检查呢？

1. 已有脑疝迹象，脑出血急性期或后颅窝肿瘤，颅内压较高。

2. 穿刺部位存在皮肤破损或炎症时。

3. 严重肺部疾患不能平卧。

4. 凝血功能差，病情严重，处于全身功能衰竭状态或休克时。

5. 患有精神疾患及意识明显障碍，不能配合者。

（四）脑脊液是从脑子里抽取吗？

不全是，抽取脑脊液有两种方法，一种是进行腰椎穿刺获得，就是临床上常说的腰穿，也是最常用、安全性更高的一种方法；另一种是进行脑室穿刺，由于对操作环境要求较高，通常需要在手术室全麻下进行。

（五）抽取脑脊液会疼吗？有风险吗？

抽取脑脊液时是不会疼的，只有在腰椎穿刺进行局部麻醉时会有些微的疼痛，但通常情况下这种疼痛是可以耐受的。

脑脊液检查是通过穿刺抽取脑脊液，因此也是一项有创检查，但由于是临床一种常规检查手段，还是非常安全的。其主要不良反应是会引起局部的损伤，如穿刺部位炎症或出血，穿刺后因压力降低引起的头痛等，这

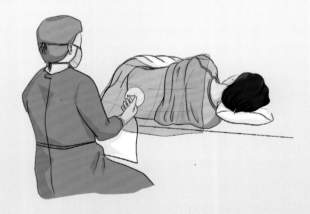

些都是短暂的，能够完全恢复。

（六）做脑脊液检查需要住院吗？

通常建议住院进行，因为穿刺后一般不建议立即挪动，需要观察穿刺

后的反应，住院相对比较安全。不仅有利于医生的操作，还能保证受检者的安全，便于及时处理穿刺后出现的各种不适。

三、如何配合腰椎穿刺？

（一）穿刺前我们需要做些什么准备呢？

首先要让医生充分了解受检者的病史，知晓进行穿刺的目的，大致过程及可能造成的风险等，待签署检查知情同意书后方可进行。

1. 穿刺前需要空腹吗？

不需要，可以正常饮食，但要注意饮食清淡，避免过于油腻，避免饮酒，也不要过饱或过饿，以免引起头晕或头痛等不适。

2. 穿刺前为什么要排空膀胱呢？

以避免在穿刺过程中因膀胱充盈而影响操作，以及减少术后尿潴留的风险。

（二）穿刺过程中我们应该如何配合呢？

1. 穿刺时取什么样的体位呢？

取去枕侧卧，低头低胸，双下肢屈曲，双手抱膝，紧贴腹部，使躯体呈"弓"形，把自己想象成一只弯着的"虾米"。

2. 穿刺过程中出现不适怎么办呢？

应及时告知医生，以便采取相应措施。在整个穿刺过程中应放松心情，保持平静呼吸，保持静止不随意摆动身体，配合医生进行呼吸，这样可以减少穿刺过程中的不适感。

（三）穿刺后我们需要注意些什么呢？

1. 穿刺后需要卧床休息多长时间呢？

需要去枕平卧 4 ~ 6 小时，在此期间不可抬头或坐起，以免出现低颅压性头痛。

2. 穿刺后可以正常饮食吗？

应以流质或半流质饮食为主，避免过于油腻和辛辣、刺激性食物。增加饮水量，以减轻头痛症状。少量多次，饮水时头偏向一侧，以防呛咳。

3. 穿刺后可以洗澡吗?

建议穿刺后 24 小时内不淋浴、不泡澡,穿刺处 3 天不碰水。

四、脑脊液检查结果通常多久可以出来呢?

脑脊液检查结果具体获得时间,可能因检验方式、设备等因素而有所不同。

五、脑脊液检查结果怎么看呢?

脑脊液检查的检测项目不同,所代表的意义也不同, 需要医生的专业知识和经验,结合受检者的具体情况和检查结果进行综合分析。

(袁依雯)

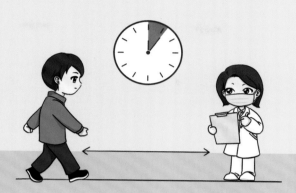

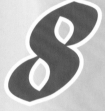

运动骨骼系统常见检查

第一节　骨密度检测

一、什么是骨密度检测？

骨密度又称骨骼矿物质密度，是反映骨骼强度的一个重要指标。骨密度检测是通过 X 线、CT、超声等检查方式，对不同人群、不同年龄段单位面积或单位体积内的骨矿物质含量进行测定，从而了解人体骨骼发育、成长和衰老过程中骨矿物质含量的变化情况。

骨密度检测能准确测量骨量流失的程度，是预测骨折危险性的重要依据。检测方法有多种，如超声波骨密度测定、定量 CT 立体骨密度测定（QCT）、双能 X 线吸收骨密度测定（DXA）等。其中，双能 X 线吸收骨密度测量是临床上最常用的检测方法，是骨质疏松确定骨密度的金标准。

二、为什么要做骨密度检测呢？

通过骨密度测定我们可以了解受检者的骨矿物质含量和骨骼密度，从而评估其骨骼健康状况，预防骨质疏松症。对于已经患有骨质疏松症的患者，可以用来监测病情变化和评价治疗效果。此外，还可协助钙等营养缺乏的诊断，指导营养干预和治疗。

（一）身体哪些部位可以做骨密度检测呢？

骨密度可以检测全身任何部位，但通常会选择腰椎（最常见）、髋部、桡骨远端、手指、手腕和脚后跟等骨松质含量较为丰富的部位。

不同部位的检测会有所不同，医生会根据具体情况选择合适的部位进行，具体操作方法需遵循专业医生的指导。

（二）什么情况下需要做骨密度检测呢？

1. 既往有骨质疏松症或脆性骨折（即遭受轻微外力，如弯腰提重物、咳嗽、晾衣服等，就会出现骨折者）个人史者，或者家族中有骨质疏松症病史者。

2. 女性65岁以上和男性70岁以上；女性65岁以下和男性70岁以下，有1个或多个骨质疏松危险因素（如长期制动、用药、喝咖啡等）者；中年人出现腰酸、背疼等症状时。

3. 各种原因引起的性激素水平低下者。

4. X线摄片已有骨质疏松改变者。

5. 有影响骨代谢的疾病（如类风湿性关节炎、肾功能不全、糖尿病、慢性肝病、甲状旁腺亢进等）或服用可能影响骨代谢的药物（如糖皮质激素、抗癫痫药物、肝素等）者；

6. 身高降低者（目前身高比身高最高值降低4厘米或以上者）；身高预期降低者（目前身高比近期测量身高降低2厘米或以上者）。

7. 存在不良生活方式（如吸烟、过量饮酒、长期缺乏运动等）者。

如果您有上述风险因素，或对自己的骨骼健康有疑虑，应该咨询医生了解是否需要进行骨密度检测。

（三）骨密度检测需要定期做吗？

是否需要定期检查要根据人群来确定，如为正常的健康人且没有骨质疏松的危险因素，一般不需定期检查。

如果有骨质疏松的高危因素或者已经患有骨质疏松症，建议定期进行骨密度检测，以便及时发现和治疗。一般建议至少每年进行一次，若病情发生变化或需要调整治疗方案，建议每6个月进行一次。当患者骨代谢的生化指标发生变化时，建议每3个月复查一次。

（四）哪些人群不宜做骨密度检测呢？

1. 妊娠期、哺乳期妇女和儿童：由于胚胎、胎儿、儿童对于射线较为敏感，因此，即使检查时的辐射剂量极低，孕妇和儿童还是应尽量避免通过X线或CT检查骨密度。

2. 近期进行过放射性核素或造影剂检查者，可能需要等待一段时间后

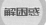

再行骨密度检测，以免影响检测结果。

3. 最近有骨折史或接受骨骼手术者，需要等治疗部位愈合后才能进行检查，因为骨折会对骨密度的准确性造成干扰。在进行骨密度检测时，应避开骨折部位，以确保结果的准确。

4. 腰椎测量不能平卧或侧卧者，身体内带有金属植入物者。

（五）做骨密度检测有风险吗？

骨密度是一种通过 X 线、CT、超声等进行的检测，是一个非侵入性、低风险的过程。虽然 X 线、CT 对人体有一定的辐射，但其量较低，短期内不会对人体造成危害。只要不过于频繁检测，且在检查中做好个人防护，一般不会出现不良反应。

三、如何配合骨密度检测？

（一）检查前我们需要做些什么准备呢？

1. 检查前需要空腹吗？

不需要，可以正常饮食。

2. 检查前吃药会影响检查吗？

检查前需要告知医生自己的服药情况，尤其是钙和维生素 D 等可能影响检测结果的药物。

3. 检查前对个人着装有什么特殊要求吗？

穿着舒适的衣物，最好是没有金属扣子、拉链或任何可能干扰 X 线成像装饰的服装，发饰、首饰、眼镜、钱包、钥匙等可能含有金属的物品在检测前需取下。

4. 检查前我们还需要注意些什么呢？

检查前 24 小时内应避免剧烈运动，以防影响检测结果。若既往有骨折、或因骨折接受手术、或在身体植入有金属支架、钢钉等，近期接受过含钡或含碘对比剂检查，或进行了放射性核素扫描，均需提前告知医生。

（二）检查过程中我们应该如何配合呢？

1. 检查时取什么样的体位呢？

由于其检查方式与普通 X 线检查类似，因此不同的检查部位所采取

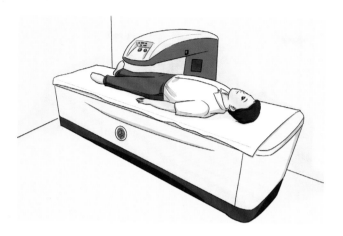

的体位也不同。临床常见股骨头和腰椎部位的检查，因这些部位是骨质疏松多发位置。股骨头检查取仰卧位，腰椎检查取俯卧位，其他部位检查按医生的指示进行体位摆放即可，检查过程中注意不要随意移动身体。

（三）检查后我们需要注意些什么呢？

检查对我们的日常生活没有任何影响，检查后可以正常生活。

四、骨密度检测结果通常多久可以出来呢？

一般情况下检测结果当天就可以获得。

五、骨密度检测结果怎么看呢？

骨密度值通常用 T 表示，T 值越低，说明骨头的骨质疏松情况越严重或者缺钙情况越严重，发生骨折的风险就越高。但为了获取更为正确的判断，还需由专业医生对检测结果进行详细的解读。

（高冰馨）

第二节　握力检测

一、什么是握力检测？

握力检测是一种评估手部及前臂肌肉力量的方法，广泛应用于医疗、康复、运动训练等领域。握力检测是通过测量拇指和食指对手掌指关节部位的肌腱力度，从而判断手部肌肉的力量是否正常，是否存在肌肉萎缩、关节病变等问题。在体能测试中，握力常以握力体重指数的形式体现，即将握力的大小与受检者的体重相联系，以获得最科学的体力评估。此外，握力检测也被认为是一种有效检查不同健康状况的工具，能够快速、低成本地评估一个人的健康状况。一些研究还发现，握力强度与心血管健康、行动能力、甚至是预期寿命有关。

二、为什么要做握力检测呢？

握力检测因其简单性、经济性及作为健康和功能性标志物的潜在价值而变得相当普遍。通过握力检测，有助于及早发现潜在的健康问题、指导康复治疗和评估身体状况。

（一）什么情况下需要做握力检测呢？

1. 健康检查：可以了解手部的肌肉力量是否正常、是否存在肌肉萎缩、关节病变等问题，可作为健康检查的一部分。

2. 预测健康状况：随着年龄的增长，肌肉力量逐渐减弱，可以评估老年人的肌肉力量和日常生活能力，在一定程度上预测老年人的身体状况，有助于及时调整生活方式和加强营养补充。

3. 评估肌肉力量和体能水平：对于运动员和健身爱好者，可以评估肌肉力量和体能水平，从而调整训练计划和预防潜在的健康问题。

4. 监测康复进展：对于神经损伤、肌肉疾病等患者，可以监测肌肉力量的恢复情况，指导康复治疗和评估治疗效果。

（二）握力检测需要定期做吗？

检测频率主要取决于个人情况和需求。一般来说，握力检测可以作为定期健康检查的一部分，特别是针对老年人、运动员、健身爱好者和康复治疗患者等特定人群。通过检测及早发现肌肉力量减弱、肌肉萎缩、关节病变等问题，以采取相应的预防和治疗措施。

（三）哪些人群不宜做握力检测呢？

1. 手部或上肢骨折、扭伤、脱位等急性损伤者：进行握力检测可能会加重症状或影响康复。

2. 手部感染、炎症或其他慢性疼痛者：进行握力检测可能会引起疼痛或加重病情，疼痛或炎症亦会影响握力检测结果的准确性。

3. 手部神经损伤或疾病者：如腕管综合征、臂丛神经损伤等，过度用力可能导致症状加重或神经痛。

（四）做握力检测有风险吗？

握力检测是一种简单、无创的评估方法，通常不会带来明显的风险。部分受检者可能会感到手部肌肉疲劳或轻微不适，这是由肌肉收缩引起的，是正常的，并不会对健康造成长期影响。然而，如果感觉有任何疼痛、不适或疑虑，建议在进行测试之前咨询医生的意见。

三、如何配合握力检测？

（一）检测前我们需要做些什么准备呢？

1. 检测前需要空腹吗？

不需要，保持正常饮食习惯即可，但也不要过度饥饿或过饱。

2. 运动后可以马上进行检测吗？

不可以，检测前一天避免过度使用手腕和手臂，特别是高强度的力量训练。可以做一些轻微的热身活动，比如摇动手腕、握紧和放松拳头、手指拉伸等，以提高手部和腕部关节的灵活性和血液循环。同时注意保证足够的休息，避免疲劳影响握力表现。

3. 检测前我们还需要做些什么准备呢?

保持稳定的情绪,不要过度紧张,放松身体,了解如何正确使用握力测量仪。

(二) 检测过程中我们应该如何配合呢?

1. 检测时取什么样的体位呢?

站立或坐位,并保持身体直立,脚与肩同宽,将测试的手臂自然下垂,手肘绷直或微微弯曲,注意不要过度用力或过度弯曲手指,以免引起关节疼痛或损伤。正确的姿势和方式可以确保测试结果的准确性和可靠性,同时减少潜在的风险。

2. 手握握力计测量需要注意些什么呢?

手指应均匀地包裹在握力计的手柄上,测量过程中应避免用身体摇摆、肩膀或上臂力量来增加握力计数,只有手和前臂被用来施加力量。握紧握力计时,力度要逐渐加强,直到尽可能用最大力量握紧,持续 1 ~ 2 秒后放松。测量过程中保持平静呼吸,通过口鼻平缓地吸入和呼出空气。并遵从医生的指示动作,以确保数据的一致性。

通常会进行多次测量以取得最准确的记录,在每次检测之间有适量的

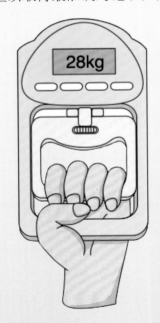

休息时间，通常是 1 ～ 2 分钟，避免因肌肉疲劳而影响结果。如果需要两手都进行测量，应确保每次都使用相同的方法，包括握力计的设置、姿势和力量的施加方式。

（三）检测后我们需要注意些什么呢？

由于在测量过程中施加了较大的力量，测量后可以通过缓慢地握紧和放松手指来帮助手部和前臂肌肉放松。

四、握力检测结果通常多久可以出来呢？

通常情况下当场就可以获得结果。

五、握力检测结果怎么看呢？

握力测量结果只是评估身体状况的一个方面，不能完全代表一个人的健康状况。如果需要全面了解身体状况，应该进行综合评估。同时，如果发现测量结果异常，应该及时就医，并遵循医生的建议进行治疗和管理。

（高冰馨）

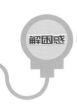

 第三节　6 分钟步行试验

一、什么是 6 分钟步行试验？

6 分钟步行试验是一项评估受检者心肺功能的运动检查，通过测量受检者在 6 分钟内能够行走的最大运动距离，来对受检者的心肺功能进行分级。

它不需要运动器械或高级培训，只需要一个 30 米的走廊。受检者可以根据自己的身体状态，自行调整运动强度。通过评定受检者的运动耐力评价心肺功能不全的严重程度和疗效。其测量结果能真实反映受检者日常活动能力的大小，在临床应用广泛。

二、为什么要做 6 分钟步行试验呢？

6 分钟步行试验主要用于评估慢性疾病患者的运动能力和心肺功能，可以帮助医生了解患者的疾病状况、运动耐量和生活质量，并评估各种治疗干预措施的疗效，还可用于监测病情进展及预后。

（一）什么情况下需要做 6 分钟步行试验呢？

1. 评估心肺功能：对于慢性阻塞性肺病、肺间质病、心力衰竭等疾病患者，有助于评判其心肺耐力和功能状态。

2. 预测术前和术后风险：在需要进行大型手术时，如心脏和肺部手术的患者中，有助于预测术前的风险，以及术后康复情况。

3. 监测疾病进展：来评估疾病随着时间的进展情况，比如监控慢性疾病的严重程度及其对患者耐力的影响。

4. 评估治疗效果：用来确定治疗干预，如药物治疗、氧疗、物理治疗或手术等是否有效改善患者的活动能力和生活质量。

5. 设计和监督康复计划：可用于制订锻炼计划及监督锻炼的效果。

6. 老年人功能状态的评估：对于老年人群，可以评估其一般的体力活动和移动能力，有助于了解其日常生活的自理能力。

（二）6 分钟步行试验需要定期做吗？

是否需要定期进行 6 分钟步行试验需要根据患者的具体情况而定，对于慢性病患者来说，定期测试可以帮助医生了解患者的病情变化和治疗效果，从而调整治疗方案。

（三）什么情况下不宜做 6 分钟步行试验呢？

一个月内有不稳定型心绞痛或急性心肌梗死，以及存在严重下肢关节疾病、肌肉疾病等，不能进行 6 分钟步行试验。静息状态下心率超过 120 次／分钟、重度高血压、严重心律失常、精神疾病患者、不能配合者，不宜进行此试验。

在进行试验前，应咨询医生或专业人士的意见，以确保个人健康状况是否适合进行这样的测试。

（四）做 6 分钟步行试验有风险吗？

6 分钟步行试验是一种简单易行、安全方便的评估方法，但需要在医生的指导下进行，以确保受检者的安全和准确性。由于试验会激发人体的运动应激反应，因此仍可能带来一定的风险，尤其是对于存在心肺疾病的患者。在测试过程中出现胸闷胸痛、血压升高、心率加快、呼吸急促等症状。如果出现这些症状，应立即停止，并采取相应措施。

三、如何配合 6 分钟步行试验？

（一）测试前我们需要做些什么准备呢？

1. 测试前需要空腹吗？

不需要，但也不可吃得过饱。

2. 运动后可以马上进行测试吗？

不可以，测试前 2 小时内应该避免剧烈活动，不需要进行热身运动，测试后 2 小时内也不可剧烈活动。

3. 测试前吃药会影响测试吗？

测试前可以继续服用药物，但需要避免使用可能影响试验结果的药物。

测试前要提前告知医生，自己的相关病史信息及所服药物情况。

4. 测试前对个人着装有什么特殊要求吗？

穿着宽松、舒适的衣服以及合适的鞋，这样可以使受检者在测试过程中更容易行走。不要穿高跟鞋、拖鞋或赤足进行，可以使用帮助行走的工具（如拐杖等）。

（二）测试过程中我们应该如何配合呢？

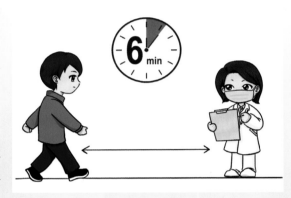

1. 听从医护人员的指导和说明，保持稳定的心态，不要过于紧张或激动。

2. 以稳定的速度行走，不要过快或过慢。

3. 若出现气喘、憋气、疲惫等不适，可以适当放慢脚步或停止行走，待症状缓解后再继续行走。

4. 若出现胸痛、呼吸困难、身体发虚、双腿抽搐、走路摇晃等症状时，应立即停止测试。

（三）测试后我们需要注意些什么呢？

1. 测试后需要适当休息，缓解疲劳和不适感。

2. 注意观察身体状况，若有任何不适，应及时告知医护人员。

四、6分钟步行试验结果通常多久可以出来呢？

测试结果通常在测试结束后即可获得。

五、6分钟步行试验结果怎么看呢？

测试结果通常以受检者行走的距离来表示，医生会根据受检者的年龄、性别、身高、体重等个人信息，及试验过程中的表现和出现的症状，对结果进行综合评估。

（高冰馨）

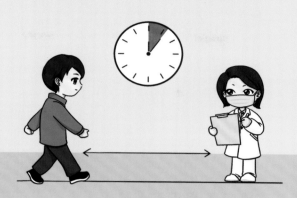

9

眼科常见检查

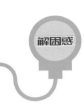

第一节　视力检查

一、什么是视力检查？

视力，是指视网膜分辨影像的能力。眼睛能够识别远方物体或目标的能力称为远视力，而能够识别近处细小对象或目标的能力称为近视力。

视力检查是眼科检查的重要方法之一，是对受检者进行视力能力及水平、对焦点的追踪和对物件的辨别能力的测试。

临床常用的有远视力检查法和近视力检查法。远视力可以初步判断受检者的眼部状况，近视力检查能了解眼的调节能力，与远视力检查配合可初步诊断是否有屈光不正（包括散光、近视、远视）、白内障、眼底病变等可能影响视力的疾病。

二、为什么要做视力检查呢？

视力检查可帮助医生了解受检者是否存在近视或远视以及散光、散光的度数和轴位是多少，用于初步评估视网膜、视神经和黄斑的功能。可靠的视力检查对于眼科疾病的诊断及治疗、评估预后具有重要意义，在儿童视力筛查及青少年近视防治方面也具有重要的价值。

（一）为什么看眼科都要先做视力检查呢？

作为眼科最基础的检查项目，就如同体检时的血常规和血压测量一样，虽然看起来可有可无，但其实非常重要。很多眼科疾病在发病初期都会表现为视力下降，但因为我们平常都是两只眼睛共同工作，所以当其中一只出现视力下降时会被忽视，或者会被认为是长期用眼疲劳或近视造成而忽略，最终导致未能及时发现病情，延误正确的诊治时间。

（二）什么情况下需要做视力检查呢？

1. 视物问题：不管是视力正常还是近视或远视，若近期发现视物变得模糊，或看东西重影、视物变形、视野缩小等情况，特别是这种情况逐渐恶化。

2. 眼睛受伤：若眼睛受到外伤，尤其是严重的外伤。

3. 眼睛疲劳：若经常感觉眼睛疲劳，伴有眼干涩、有痒感或者疼痛。

4. 眼球位置异常或视物姿势异常：如单眼或双眼斜视、经常皱眉、眯眼、歪头、偏脸等。

5. 立体视觉欠缺，如穿珠困难。

6. 无急性眼病，但经常用手揉眼，自诉头痛、头晕、眼痛。

7. 对周围环境的探索突然变得漫不经心。

8. 家族中有青光眼、白内障等遗传性眼病史，或有弱视、斜视、高度近视眼等视力异常者。

9. 患有糖尿病或高血压等慢性疾病，可能导致视网膜病变等眼科病变。

10. 随年龄增长视力可逐渐下降，40 岁以上人群可以在医生指导下定期就诊。

（三）视力检查需要定期做吗？

需要，以便早期发现并处理可能存在的视力问题。尤其是以下这些人群：

1. 高度近视者。

2. 儿童青少年：处于发育阶段，定期检查以了解孩子视力发育情况是否正常。

3. 糖尿病者：糖尿病容易悄无声息地侵蚀视网膜的健康，并造成视觉的损害。

4. 高血压者：当高血压发展到一定程度，会使视网膜和眼底血管发生改变。

5. 中老年人。

（四）什么情况下不宜做视力检查呢？

无明显禁忌症，受检者能理解视力表视标的指示方向即可，但眼睛需要避光，危重患者不适合进行视力检查。

（五）做视力检查有风险吗？

没有，很安全，无并发症。

三、如何配合视力检查？

检查视力一般没有技巧，受检者只需保持良好的心态、放松眼睛、注意环境、注意姿势等即可。

（一）检查前我们需要做些什么准备呢？

一般情况下无需特殊准备，但要注意检查前晚早些休息，保证充足的睡眠。近期尽量不要让眼睛太过疲劳，避免长时间的使用手机、电脑等电子设备，也不要在昏暗的环境中看书、写字。有习惯佩戴隐形眼镜者，检查前应告知医生。儿童检查视力前应教会孩子看懂视力表。

（三）检查过程中我们应该如何配合呢？

1. 检查时取什么样的体位呢？

保持双眼跟视力表齐平，不要眯着眼睛、歪头、仰头以及身体前倾，保持坐姿正视前方，否则可能会导致视力表上的字母出现模糊的情况。

2. 检查时为什么要遮盖一侧眼睛，而不能用两只眼睛看呢？

因为左右眼睛的近视度数可能不一样，需要遮住一只眼睛，来分别测试两眼的度数。一般按照先右后左的检查顺序，以了解视力情况，做出正确的判断。需要注意的是，遮盖板遮盖眼睛的时候不能太过用力，以免压迫眼球。每次识别视标的时间不宜过长。

3. 远视力检查方法：

使用标准视力表来检查，受检者距离视力表 5 米，先遮盖左眼，检查右眼；点击视力表视标，由上

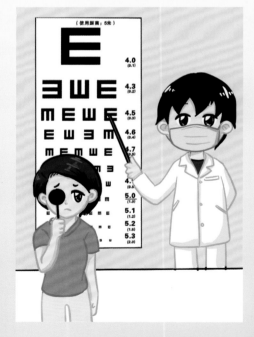

而下，受检者指出视标的缺口方向，逐行检查，视力低于 1.0 时，加针孔镜片检查；再依次检查左眼。以受检者能够看到的最终那一行，为这侧眼睛的视力，即裸眼远视力；受检者戴上眼镜以后，再检查得到的视力结果为矫正远视力。

4. 近视力检查方法：

将近视力表放在受检者眼前 30 厘米处，方法同远视力检查，找出受检者在 30 厘米处能正确辨认的最小字号。

（四）检查后我们需要注意些什么呢？

注意避免用手揉搓眼睛，以免导致眼部出现细菌感染的情况。如果检查后出现眼部不适症状，可以在医生指导下使用左氧氟沙星眼药水、妥布霉素眼药水等药物进行治疗。

四、视力检查结果通常多久可以出来呢？

当场就可以获得结果。

五、视力检查结果怎么看呢？

视力检查结果一般用英文字母表示，会显示裸眼视力，即不戴眼镜的视力。R 代表右眼，L 代表左眼；其次是屈光度的数值，基本上可反映是否有近视或远视，"+"是远视，"–"是近视。字母 S 表示球面透镜焦度，即球面透镜，指近视或远视的焦度；字母 C 则是代表散光焦度，即柱面透镜，表示散光的焦度；字母 A 则代表轴线，也就是散光的方向。此外，VA 则是指清晰度，即人的视力（眼睛分辨视野中空间距离非常小的两点的能力）情况。

（董春琼）

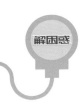

 # 第二节　视野检查

一、什么是视野检查？

视野是在人的头部和眼睛固定不动的情况下，眼睛观看正前方物体时所能看得见的空间范围，我们称为静视野。而眼睛转动所看到的，我们称为动视野。

视野检查是一项评估视神经的主观性检查项目，常用于检查受检者的视野变化、视神经病变以及视网膜神经节细胞的数目和分布等情况。作为一种辅助诊断方法，通过视野检查能够为医生提供重要的诊断依据，来判断受检者是否存在青光眼、视神经损伤、视网膜脉络膜疾病、脑部肿瘤、神经科疾病、癔症、伪盲等疾病以及视力残疾的评定。

视野检查的种类分为动态视野检查和静态视野检查，医生会根据受检者的实际情况选择不同的检查方法。

二、为什么要做视野检查呢？

视野检查是为了了解视野是否存在缺陷，分析眼部病变的情况，初步诊断病情，选择合适的治疗方式，尤其是对青光眼患者，可以查看视野缺损情况，监测病情发展。

（一）什么情况下需要做视野检查呢？

1. 视物模糊：视力比以前下降，配镜后视力仍然无法提高，或是眼前某个方向总有一团黑影。

2. 视野缺损：读书看报经常会漏读边缘几个字，或是走路经常踢到桌子椅子。

3. 体检或看病时发现眼底或者眼压明显异常。

4. 头晕、头痛：需明确是否存在颅内病变，比如脑出血、脑梗死等；

5. 家族中有青光眼、白内障等遗传性眼病史，或有弱视、斜视、高度近视眼等视力异常者；

6. 患有糖尿病或高血压等慢性疾病，可能导致视网膜病变等眼科病变。

（二）视野检查需要定期做吗？

对大部分人而言，若眼睛没有基础性病变，建议每年体检时检查即可。

若您有一些潜在风险或是解剖异常因素，如存在高度近视、眼部疾患、潜在青光眼风险、高血压、糖尿病等，要根据您的病情严重程度以及变化情况进行综合考虑。故具体复查频率由医生根据患者情况决定。

（三）什么情况下不宜做视野检查呢？

无特殊禁忌症，但需注意的是，该检查需要受检者神智清醒并能配合。

（四）做视野检查会损伤眼睛吗？

不会，视野检查是一种安全无创、非接触性检查方法，一般不会对受检者眼睛造成伤害。

三、如何配合视野检查？

视野检查会受到一些因素的影响，如屈光不正、屈光间质浑浊、瞳孔大小、受检者身体状况以及受检者对视野的认识。

（一）检查前我们需要做些什么准备呢？

1. 眼睛在疲劳的情况下可以做视野检查吗？

不可以，眼睛疲劳时会影响检查结果。因此检查前要避免熬夜，保持充足的睡眠，放松眼睛，还可以通过按摩眼睛、热敷眼睛等方式来缓解。

2. 戴着隐形眼镜可以做视野检查吗？

不可以，隐形眼镜会影响矫正视力的正确性，从而影响检查结果。检查前需取下眼镜或隐形眼镜，女性受检者眼部不宜化妆。存在屈光不正，应在检查前进行矫正（俗称验光），或是戴矫正镜检查；年龄较大的受检者应佩戴近期常用的眼镜后进行检查。

3. 检查前我们还需要做些什么准备呢？

检查前要让医生详细了解自己的眼部和全身情况，仔细聆听医生告知

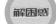

的注意事项，以免造成测量结果误差，而导致重复测量。检查是在暗室内进行，应保持安静，避免情绪激动。

（二）检查过程中我们应该如何配合呢？

1. 检查时取什么样的体位？

受检者遮盖一侧眼睛，头部放置在视野计球壳前下颌托架上，保持舒适坐姿，另一侧受检眼注视视野计弧中心的固视点。

2. 检查时只要注视固视点就可以了吗？还需要我们做些什么呢？

受检者当察觉视野屏上出现闪光点时，需立即按一下手柄按钮，无论光点大小、明暗、方位，只要出现就按一下按钮，不漏按或多按；如果眼睛累了，可按住按钮检查暂停，松开按钮检查继续。检查中可以眨眼，最好是在按下按钮后迅速眨眼。检查过程中要集中注意力，不要走神，以免造成结果偏差。

（三）检查后我们需要注意些什么呢？

检查后在等待结果时先稍事休息，让眼睛放松，注意避免用手揉搓眼睛，以免导致眼部出现细菌感染的情况。如果检查后出现眼部不适症状，可以在医生指导下使用左氧氟沙星眼药水、妥布霉素眼药水等药物进行治疗。

四、视野检查结果通常多久可以出来呢？

当场就可以获得结果。

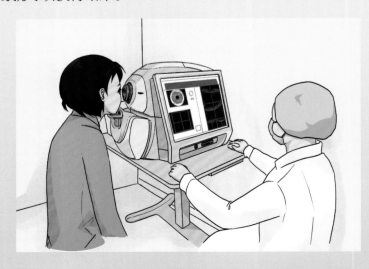

五、视野检查结果怎么看呢？

视野检查结果专业性较强，建议拿到报告后由专业医生进行解读，患者不应自行解读和诊断。

（董春琼）

第三节　眼压测定

一、什么是眼压测定？

眼压是眼球内部的压力，是眼内容物对眼球壁施加的均衡压力。正常人的眼压稳定在一定范围内，以维持眼球的正常形态，且保证屈光间质发挥最大的光学性能。

眼压测定是利用医学设备和医学方法对眼压进行测量，通过眼压检测控制患者的病情如青光眼，能有效预防糖尿病、高血压患者可能出现的眼部疾病。

检查方法有指压测量、眼压计测量（包括压平式、压陷式）及非接触式眼压计测量，临床目前使用最多的是非接触式眼压计测量。

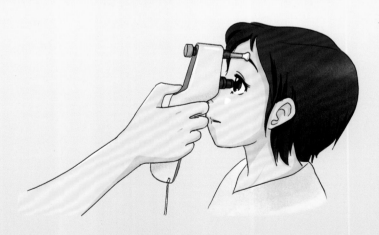

二、为什么要做眼压测定呢？

作为一项眼科常用的检查方法，通过眼压测量可以了解受检者的眼内压力，判断眼压是否处于正常状态，可以提前预防一些疾病的发生，并协助诊断与治疗眼部疾病。

（一）什么情况下需要做眼压测定呢？

1. 出现剧烈眼胀、眼痛、畏光、流泪、头痛、视力锐减、视野缺损等症状。

2. 房水循环异常。

3. 全身疾病或炎症等引起病理性眼压增高。

4. 家族中有青光眼、白内障等遗传性眼病史，或有弱视、斜视、高度近视眼等视力异常者。

5. 患有糖尿病或高血压等慢性疾病。

6. 白内障手术前后评估。

7. 视网膜、脉络膜脱落治疗效果评估。

（二）眼压测定需要定期做吗？

需要，具体多长时间测量一次，还需要根据患者的实际情况而定。

（三）什么情况下不宜做眼压测定呢？

1. 结膜或角膜有急性传染性或活动性炎症。

2. 角膜有损伤、溃疡者不宜用眼压计测量眼压，以免加重病情。

3. 眼球开放性损伤。

（四）哪些人群不宜做眼压测定呢？

幼儿及无法配合检查者，不适合进行眼压测量。

（五）做眼压测定会损伤眼睛吗？

不会，目前常用的非接触式眼压计，不接触角膜、无需麻醉、可避免角膜擦伤、不易发生交叉感染，不会对受检者造成伤害。

三、如何配合眼压测定？

（一）测量前我们需要做些什么准备呢？

1. 眼睛在疲劳的情况下可以做眼压测量吗？

不可以，眼睛疲劳会导致眼压升高，从而影响测量结果，因此测量前应避免熬夜，保持充足的睡眠，放松眼睛。

2. 测量前用药会影响测量吗？

会的，通常情况下，测量前应避免使用会影响眼压变化的药物，如镇静安眠药、某些滴眼液，必要时可咨询医生是否需要停药。

3. 测量前对个人着装有什么特殊要求吗？

测量前需取下眼镜或隐形眼镜，保持眼部清洁，有感染者应控制炎症后再进行检查，女性受检者眼部不宜化妆，不宜穿高领或束缚颈脖的衣服。

（二）测量过程中我们应该如何配合呢？

1. 测量时取什么样的体位呢？

取舒适坐位，将额头和下巴放在托架上，头部保持不动，正视前方仪器内的指示亮点，并睁大眼睛。

2. 测量过程中为什么会有"风"吹过呢？

非接触式眼压计是一种无需接触眼睛就能测量眼内压力的仪器，它通过利用气流对眼球进行压缩，从而测量眼内压力。测量过程中仪器会发出一道气流，以特定的速度和压力吹向受检者的眼球，此时受检者不要慌张，头不要偏移、闪躲，不眨眼，坚持几秒钟，气体是不会对眼睛造成伤害的。

（三）测量后我们需要注意些什么呢？

注意避免用手揉搓眼睛，以免导致眼部出现细菌感染的情况。如果检查后出现眼部不适症状，可以在医生指导下使用左氧氟沙星眼药水、妥布霉素眼药水等药物进行治疗。

四、眼压测定结果通常多久可以出来呢？

当场就可以获得结果。

五、眼压测定结果怎么看呢？

眼压的高低，具体的数值需要根据受检者的情况来决定，因此在获取结果后仍需要由专业医生来进行解读。

（董春琼）

第四节　　眼底照相

一、什么是眼底照相？

眼底是眼球内后部的组织，是眼球接收光信号的结构，眼底健康与否直接关系到看到图像的成像质量。

眼底照相，顾名思义就是用相机通过瞳孔对眼底进行拍照。一张照片，可以告诉我们视网膜血管、神经、形态的全部信息。通过眼底照相，能直接了解眼底视网膜组织的健康水平，不仅能筛查出常见的致盲眼病，还能及早发现慢病风险，有助于提升人类健康水平和慢病管理水平。

二、为什么要做眼底照相呢？

青光眼、糖尿病、高血压、其他黄斑异常以及高度近视等都会对眼底造成不同程度的改变，是不可逆的致盲疾病。眼底照相可以看到眼里是否有出血、水肿等情况，可以更好地检查出具体病因，早期给予治疗，有助于视力的健康恢复。

此外，眼底的视神经、视网膜和血管是脑的延伸部分，所以眼底血管的变化在一定程度上也反映了全身血管的情况，故与此相关的许多疾病，如动脉硬化、高血压、肾炎、糖尿病、妊娠中毒症、脑肿瘤等，都需要检查眼底。

（一）什么情况下需要做眼底照相呢？

1. 视力下降：视力下降长时间没有得到改善，需要检查眼底是否病变。

2. 眼睛疼痛：眼睛受到外伤，出现了红肿、疼痛等症状，进行眼底照相查看是否出现了视神经损伤。

3. 视物模糊：长时间用眼，导致眼睛过度疲劳，出现视物模糊，进行眼底照相查看是否出现视网膜病变。

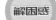

4. 眼前有黑影飘动：可能是玻璃体混浊引起的，也可能是玻璃体积血导致的。

5. 视物变形：可能是黄斑病变、视网膜脱离等原因导致的。

此外，当出现眼睛红肿、胀痛、流泪等症状，也需要进行眼底照相。

（二）眼底照相需要定期做吗？

若作为体检专科检查项目，或为糖尿病、高血压等慢病患者进行眼部并发症筛查时，建议每半年至 1 年检查一次。用作眼底疾病的诊断和鉴别诊断时，出现相关症状检查即可，无需定期检查。跟踪某些眼底疾病的病情进展，或判断治疗效果，应由专科医生根据实际情况制定复查周期。

（三）什么情况下不宜做眼底照相呢？

没有特殊的禁忌症，但对于已经存在角膜疾病或玻璃体混浊者，可能需要特别注意。

（四）哪些人群不宜做眼底照相呢？

患有眼疾（如白内障）、婴幼儿及无法配合检查者，不宜进行眼底照相。

（五）做眼底照相会损伤眼睛吗？

不会，眼底照相是一项安全无创、无辐射的检查，一般不会对眼睛造成伤害。但是在照相过程中，为了获得清晰的图像，医生通常需要使用强烈的光源，这可能会导致受检者短暂的视力模糊或刺痛，尤其对于敏感的眼睛来说，可能会带来不适感。

三、如何配合眼底照相？

（一）照相前我们需要做些什么准备呢？

1. 照相前用药会影响检查吗？

可能需要暂停使用某些眼药水或药物，以避免对结果产生干扰，应遵循医生的建议做好准备。

2. 照相前为什么要散大瞳孔呢？

瞳孔的大小与进入眼内的光量有关，瞳孔太小则曝光不足，照片周边容易模糊不清，散大瞳孔通常需要 20 ~ 30 分钟。

3. 照相前对个人着装有什么特殊要求吗？

照相前需取下眼镜或隐形眼镜，女性受检者眼部不宜化妆。照相前保持眼睛放松状态，可以闭眼休息几分钟。

（二）照相过程中我们应该如何配合呢？

1. 照相时取什么样的体位呢？

取舒适坐位，将头部放于指定位置，高度适宜，下颌放于支架，前额紧贴上支架板，固定好头部。

2. 照相过程中我们还需要配合医生做些什么呢？

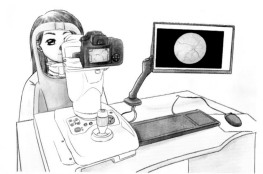

尽量少眨眼睛，嘴闭合（嘴张开容易导致眼睛睁不大），不要讲话（讲话容易移动位置），双眼尽量睁开睁大，根据要求注视不同位置的红色指示灯。

（三）照相后我们需要注意些什么呢？

照相后眼睛为什么会看不清呢？

由于瞳孔散大后，看近处的东西会觉得很模糊，看不清，这是正常现象，通常需要4～6小时，瞳孔恢复正常后即可消失。所以照相结束后6～8小时内严禁开车，行走时注意查看周围情况，以防发生意外。此外，瞳孔散大后会出现怕光的症状，可在检查前备好太阳镜，防止户外强光照射。

四、眼底照相结果通常多久可以出来呢？

当场就可以获得结果。

五、眼底照相结果怎么看呢？

眼底照相检查的报告专业性较强，故建议拿到报告后找专业医务人员或者具备资质的专业人员进行解读，受检者不应自行解读和诊断。

（董春琼）

第五节　眼部超声生物显微镜检查

一、什么是眼部超声生物显微镜检查？

眼部超声生物显微镜检查（UBM）是一种特殊的 B 型超声，是利用高频超声技术来观察眼前段组织结构（如角膜、虹膜、房角、睫状体、晶状体前囊、玻璃体平坦部）的变化的一种影像学检查。

二、为什么要做眼部超声生物显微镜检查呢？

超声生物显微镜检查不受屈光间质浑浊的影响，可以提供清晰的高分辨率的眼前段组织影像，辅助诊断如角膜疾病、晶状体疾病、青光眼、眼外伤等累及眼前段的疾病，亦可用于辅助制定手术方案及术后评估等。

（一）什么情况下需要做眼部超声生物显微镜检查呢？

1.青光眼：开角型和闭角型青光眼。

2.眼外伤：房角后退、虹膜根部离断、睫状体脱离和局部分离。

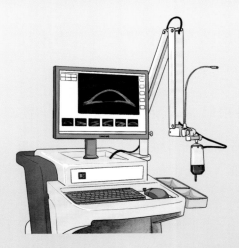

3. 角膜疾病：角膜炎、角膜软化、角膜水肿等。

4. 晶状体疾病：白内障、晶状体脱位等。

5. 眼前段肿瘤：虹膜黑色素瘤、睫状体囊肿。

（二）眼部超声生物显微镜检查需要定期做吗？

间隔多长时间检查一次，需要由专业医生根据受检者的病情来决定。

（三）哪些人群不宜做眼部超声生物显微镜检查呢？

眼球有开放性伤口者；具有传染性的眼部感染（如麦粒肿、沙眼等）；恶性肿瘤患者；5 岁以下不能配合检查的儿童。

（四）做眼部超声生物显微镜检查有风险吗？会疼吗？

眼部超声生物显微镜检查非接触、无创、实时、无辐射，对受检者无伤害，通常不需要很长的检查时间，也不会对眼睛造成伤害。

检查时会在眼内滴入表面麻醉剂，因此不用过于担心疼痛。

三、如何配合眼部超声生物显微镜检查？

（一）检查前我们需要做些什么准备呢？

1. 检查时可以佩戴隐形眼镜吗？

不可以，为了避免影响检查结果，检查前需要取下眼镜或隐形眼镜，并且需要保持眼部清洁，女性受检者眼部不宜化妆。

2. 检查前用药会影响检查吗？

会的，因此检查前不能使用任何药物，以免影响检查结果。

（二）检查过程中我们应该如何配合呢？

1. 检查时取什么样的体位呢？

受检者平卧于检查床上，头朝向检查者，并按照医生的指示摆放好头位，保持头部和眼部的稳定，必要时可以放置一个小枕。检查过程中不可突然晃动头部，以免角膜损伤，有任何不适及时出声示意。

2. 如何配合医生放置眼杯呢？

将受检者眼睑分开时，此时受检者眼球向下转，检查者将眼杯一侧置于受检者上眼睑下，然后受检者向上转动眼球，检查者将受检者的下睑向下拉，暴露出受检者的下穹隆，此时将眼杯全部放于受检者的结膜囊内。

3. 医生在眼杯内倒入的是什么东西呢？一定要用吗？

是耦合剂，也就是隐形眼镜护理液。加入耦合剂可以提高超声波的透射性，从而提高检查的准确性和清晰度，同时还可以减少探头和角膜之间的摩擦，保护角膜不受损伤，提高仪器的稳定性，确保检查的安全性。在取出眼杯后，医生会在眼内滴入几滴眼药水，以预防眼部感染。

（三）检查后我们需要注意些什么呢？

检查后 2 小时内不要揉搓眼部，因结膜囊使用了表面麻醉药，使角膜敏感度降低，避免揉搓眼部擦伤角膜上皮导致不适。检查后眼部出现较多红血丝会逐渐吸收，因进行眼部超声生物显微镜检查时，常需要将探头与角膜表面相连接，在接触过程中，可能会在一定程度上刺激角膜，导致眼组织发生充血。

四、眼部超声生物显微镜检查结果通常多久可以出来呢？

当场就可以获得结果。

五、眼部超声生物显微镜检查结果怎么看呢？

检查结果和一般超声检查类似，以图像为主。因此对于难以理解的图像解析，可以咨询专业的眼科医生。

（董春琼）

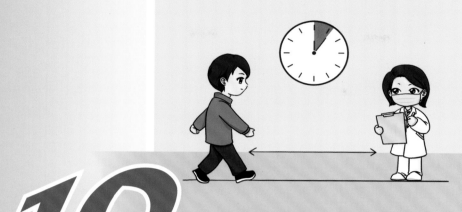

10 耳鼻喉科常见检查

第一节　纯音测听

一、什么是纯音测听？

首先，我们先来了解一下什么是纯音？纯音就是单一频率的声音，它具有音高和响度两个基本特征。自然界中很少会有纯音的出现，通常只会在进行听力检测时听到纯音，如音叉发出的声音就是纯音。

而纯音测听是通过发出不同频率的纯音，来检测受检者听力是否正常，以及判断听力损失的程度和性质，是对耳聋类型进行初步诊断的一种检查方法。

二、为什么要做纯音测听呢？

纯音测听在听力检查中有着不可替代的优势，它不仅操作简单，而且能快速准确地判断受检者的听力程度与耳部病灶，可以更直观、更经济、更全面地反映受检者的听力情况，曾被誉为听力测试的"金标准"。

作为听力测试的首选方法，纯音测听是测试听觉灵敏度、标准化的主观行为反应测听，它包括气导听阈测试和骨导听阈测试。听阈，通俗的讲就是在不同的频率范围内，能听到最小声音信号时的声压强度（分贝）。

（一）什么是气导听阈测试？

气导是通过耳廓收集声波，从外耳道传到鼓膜，引起鼓膜振动，中耳的听骨链把这种振动传递给内耳，内耳再转化为生物电能，由听觉神经传递到大脑听觉中枢，从而听到声音。气导听阈测试是代表中耳的传导功能，可以检查出人耳在各个频率上所听到的最小声音，可提供听力损失程度和听力损失类型。

（二）什么是骨导听阈测试？

骨导是声音绕过外耳和中耳，通过颅骨的振动，直接将声音传到耳蜗。骨导听阈测试是代表内耳的功能，可直接测定耳蜗听阈，判断耳蜗的储备功能，可以提示受检者使用医疗手段而不使用助听器提高听力的可能性有多大。

（三）什么情况下需要做纯音测听呢？

1. 耳部疾病：如外耳道先天性闭锁、炎症、鼓膜破裂、中耳炎等，为判断听力是否受损。

2. 各类传染病：如乙脑、流行性腮腺炎、麻疹、猩红热、流行性感冒、耳带状疱疹、伤寒等引起的听力下降进行的检查。

3. 老年性耳聋：随着年龄增大而出现听力损失。

4. 药物中毒性耳聋：怀疑受检者药物中毒引起耳聋进行检查，如使用庆大霉素和链霉素后。

5. 梅尼埃病：临床上常以发作性眩晕、波动性耳聋和耳鸣为主要症状。

（四）纯音测听只需要做一次吗？

做一次结果并不一定准确，因为它是一项主观性检测，所以会存在误差。因此在检测前要让受检者清楚知晓检测的注意事项，检测过程中注意缓解情绪，同时注意检测环境和检测音的规律，从而来提高检测的准确性。

（五）纯音测听需要定期做吗？

多数情况下不需要定期复查，也不作为常规体检项目。但一些疾病如梅尼埃症、突发性耳聋等，应每年至少检测一次，用来作为感音神经性听力损失的证据。如果发现受检者听力受损，还应继续完善其他客观性检测，如声导抗测试（详见声导抗测听）等，以排除主观干扰，选择合适的治疗，在治疗后复查以评估疗效。

（六）哪些人群不宜做纯音测听呢？

无法配合或配合困难者如聋幼儿童等，无法完成此项检测者如患有精神疾病或认知功能障碍者。

（七）做纯音测听有风险吗？

没有风险，这是一项无创、无辐射、无并发症的检查，但如果受检者在检测过程中出现任何不适，应立即告知医生。

三、如何配合纯音测听？

（一）检测前我们需要做些什么准备呢？

1. 检测前应尽量避免接触噪音，为了避免过度紧张，可以提前到达检查室。

2. 让医生充分了解自己的情况，如耳聋、耳鸣、眩晕史、噪声接触史、耳毒性药物用药史、家族史、助听器史等一般状况。医生与受检者交谈也是一个非正式测试的过程，通过询问病史除了能了解受检者的病变外，还可以与受检者建立良好的关系，以得到充分的配合。

3. 检测前需要做耳镜检查（详见耳镜检查），观察外耳道轮廓、有无耵聍阻塞和鼓膜有无穿孔等情况。如有耵聍及时处理，并延迟一段时间后再进行，以免影响测试结果。如果受检者处于听力障碍疾病的发作期，如中耳炎、梅尼埃病等，应该在病情稳定后检查或复查。

4. 为了保证检测顺利，请认真听取测试规则说明，比如会告知您如何对声音做出反应。当您带上耳机后，从耳机中听到"嘟嘟"或"滴滴"声，无论声音大小请举手或按下按钮，没听到声音不用做出任何反应。

5. 检测前需要取下面部一切饰品、耳饰和眼镜。

（二）检测过程中我们应该如何配合呢？

1. 检测时取什么样的体位呢？

取舒适坐位，与测试者呈直角方向坐于检查室内。

2. 如何正确佩戴耳机呢？

（1）气导测听耳机佩戴：从前方将耳机戴上，将耳罩中间的耳机膜片对准外耳道口，收紧耳机架，注意左右不能戴反，佩戴时注意拨开头发，不要遮盖住外耳道。

（2）骨导测听耳机佩戴：通常将耳机放置于测试耳廓后方的乳突处，骨导振动器应避免接触耳廓，对侧耳佩戴气导耳机。

3. 测试时有先后顺序吗？

有的。一般先检查右耳或健侧耳，再检查左耳或患侧耳；先做气导测听，

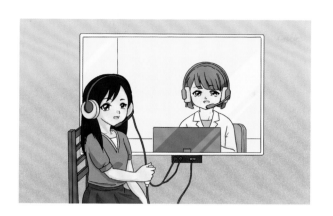

后做骨导测听。

4. 测试过程中出现不适或受到了干扰该怎么办呢?

可以及时向医生提出暂停检测，或进行治疗。

（三）检测后我们需要注意些什么呢?

不要急于离开，待医生将测试单填写完毕后再离开。

四、纯音测听检测结果通常多久可以出来呢?

一般检测后当场可以获得结果。

五、纯音测听检测结果怎么看呢?

1. 检测结果自己能看懂吗?

检测结果所呈现的都是图表和线条，需要由专业医生来进行解读，判断是否需要进一步检查和治疗。

2. 两次检测结果为什么会不一样呢?

就像前文中所提到的，这是一项主观行为反应测试，容易受到各种主客观因素的影响。在排除干扰因素后，如果两次结果相差在 5dB（分贝），则不需要担心。若存在较大偏差，则需要再次进行检测，或是结合客观测听来辅助诊断。

（汤丰榕）

第二节　声导抗测听

一、什么是声导抗测听？

声导抗测听是听力检查中常用的检测项目，它是通过专业的测试仪器，测试声音能在人耳朵中的传递状态的一种客观测试方法，在听力学上常作为声阻抗测试和声导纳测试的通用术语。

临床上，声导抗测听包括两个部分：鼓室导抗图和声反射测试。前者主要为我们提供中耳和咽鼓管功能的相关信息，后者能够提供声音反射路径的相关信息。

二、为什么要做声导抗测听呢？

中耳是我们听觉系统的传音结构，主要负责将外界的声音传递到内耳。当中耳腔内各结构功能状态受到改变后，将会使声音从外耳进入内耳的难易程度受到一定的影响。

声导抗测听不同于纯音测听（详见纯音测听），是一项客观性检测项目，检测时无需严格的隔音设备，检测仪器灵敏度较高，操作简便易行，无需受检者做出任何反应，只需安静片刻即可，结果客观，有较高的准确性，特别适合婴幼儿。

可用于检查分泌性中耳炎、梅尼埃病、咽鼓管障碍、传导性耳聋，鉴别耳蜗性聋和耳蜗后聋，进行面部神经的定位、脑干附近的病变定位，确诊一些不明原因的耳流脓、耳痛及耳鸣等症状，能有效检出学龄前儿童最常见的听力问题。

（一）什么情况下需要做声导抗测听呢？

当我们在日常生活中出现听力下降、耳鸣或耳闷等耳部不适症状时，可以前往医院进行声导抗检测，帮助判断具体病因，并针对检测结果做进一步治疗。

（二）频繁做声导抗测听会不会损伤我们的耳朵呢？

不会，因为它是一项无创、无辐射检查，也不会影响正常听力功能，频繁检查对耳朵没有影响。

（三）什么情况下不宜做声导抗测听呢？

外、中耳畸形，发生鼓膜穿孔、鼓膜急性炎症及患有化脓性中耳炎等情况，不建议进行声导抗测听。

（四）做声导抗测听会疼吗？

一般不痛，但由于每个人所承受的疼痛能力不同，因此感觉上也会存在差异。

三、如何配合声导抗测听？

（一）检测前我们需要做些什么准备呢？

1. 检测前一天应注意休息，避免劳累，以免影响检测结果。

2. 检测前需告知医生自己有无感冒、外伤、眩晕，既往有无中耳炎、鼻炎、鼻窦炎病史、耳毒性药物使用史和噪声接触史等。若感冒则需要在检测前彻底清嗓，并擤鼻子，在平衡压力后进行测试。

3. 检测前认真听取检测过程中需注意的事项，去除所有饰品、耳饰和眼镜。

4. 耳镜检查（详见耳镜检查）外耳道：防止有耵聍堵塞耳塞头，或过多的耵聍阻挡探测音的传入；防止有流脓或者水分、血液被负压吸进管道。同时也要检查外耳道的大小和走行方向，以选择合适的耳塞来快速、准确密封外耳道。耳道被耳塞塞住时会有一些不适，这是正常感觉。

（二）检测过程中我们应该如何配合呢？

1. 取坐位，将一侧头发梳理开，使其远离耳朵并暴露耳部，使医生能

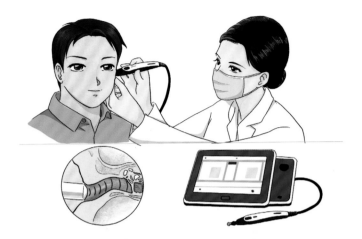

获得清晰的视野。

2. 保持全身放松，进行深呼吸，当医生将探头耳塞塞进耳朵时，可能会感到耳部有些不适感，切记不要惊慌，待检测结束后取出，不适感即可消失。

3. 检测过程中注意配合医生操作，未经允许，请不要咳嗽、说话或做吞咽动作，以免造成耳部损伤。

4. 幼儿检测时需由家长扶抱，以配合检测。

（三）检测后我们需要注意些什么呢？

检测后可能会有一时的耳鸣，请不要担心，经休息后可缓解。

四、声导抗测听检测结果通常多久可以出来呢？

一般检测后当天就可获得结果。

五、声导抗测听检测结果怎么看呢？

检测结果呈一条山形的曲线图，但要明确是否存在问题，仍应由专业医生对检测结果进行解读，而受检者应严格遵照医生的建议进行随访观察或治疗。

（汤丰榕）

第三节　前庭功能检查

一、什么是前庭功能检查？

前庭位于我们的内耳中，是维持人体平衡的器官。当人体平衡出现障碍，如走路向一侧倾斜时，就需要对前庭功能进行检查，来确定前庭器有无疾病，或是其病变程度和性质。

前庭功能检查就是通过观察前庭系统病变引起的自发体征，或通过用某种生理性或非生理性刺激诱发前庭反应（如眼球震颤、眩晕等），从而评估受检者前庭功能情况，辅助查明病变的性质、程度和部位。是临床上诊断眩晕、平衡障碍等疾病以及选拔飞行员、航天员等特殊职业人群的重要检查方法。

二、为什么要做前庭功能检查呢？

前庭系统结构和功能异常是引起头晕、平衡障碍以及导致老年人跌倒的重要原因，而前庭功能检查是一项临床常见的检查项目，通过检查可以明确受检者是否存在前庭功能异常，并可及时采取治疗措施。如果不及时治疗，可能会导致病情加重，对身体造成损伤。

（一）什么情况下需要做前庭功能检查呢？

1. 怀疑患有眩晕、平衡障碍、振动幻视等前庭系统相关疾患。

2. 晕动病（如晕车、晕船、晕机者）。

3. 飞行员、航天员等特殊职业评估前庭功能时。

（二）有哪些常见的前庭功能检查方法呢？

前庭功能检查是一系列检查项目的总称，因其项目繁多，操作较为复杂，选择何种检查方法需由专业医生结合受检者的病史、症状和情况、检查目的等因素来确定。

1. 平衡功能检查

（1）闭目直立检查法：受检者闭目，双脚并拢直立，两手臂向两侧伸直平举与肩平，观察受检者的姿势平衡。

（2）错指物位试验：检查者与受检者对坐，各伸出一条手臂，食指伸出，其他四指握拳。检查者手背向下，受检者手臂向上。让受检者将手臂举起再向下移动，以食指接触检查者的食指。先睁眼试之，然后闭目检查。

（3）行走试验：受检者闭眼，由起始点向正前方走5步，然后向后退5步，反复5次，观察最后一次行走的方向与起始方向之间的偏斜角度。

2. 旋转试验：在旋转椅上测试对眩晕的耐受力，从而评估前庭功能，还可以连续监测前庭功能障碍后恢复的情况，反映病程的变化。

3. 甩头试验：在头部运动时，通过观察眼睛的运动轨迹就可以对前庭器官进行功能评估。

4. 冷热水（冷热空气）试验：通过向外耳道灌注冷热水或冷热气，诱发出兴奋性、抑制性的前庭反应，经分析受检者的眼震，评估左右两侧的水平半规管的功能。

5. 头位性眼震检查：用于检测良性阵发性位置性眩晕（俗称"耳石症"），耳石脱落受检者可在特定部位出现特征性眼震。

（三）前庭功能检查需要定期做吗？

需要，不同疾病的进展和恢复进程不同，需要根据病情和医嘱定期复查。

（四）什么情况下不宜做前庭功能检查呢？

1. 患有癫痫、颅内压升高、眩晕急性发作期。

2. 外耳道炎、外耳道畸形、中耳炎急性期等不宜进行温度试验。

3. 患有严重心律失常、心肌梗死发作期、重度心力衰竭。

4. 颈部活动严重受限。

（五）哪些人群不宜做前庭功能检查呢？

患有精神疾病及意识明显障碍，不能配合检查者，不宜进行前庭功能检查。因长期卧床、年龄较小、孕晚期等无法配合检查，建议延期进行或只进行能做的检查项目。

（六）做前庭功能检查有风险吗？

没有，前庭功能检查安全性较高，无侵入性，一般不会引起风险。但由于检查需要刺激前庭系统，所以受检者可能会出现眩晕、恶心、呕吐等不适，一般在休息后都会逐渐缓解。严重者可能因眩晕出现摔倒，因此检查时陪同人员要提高重视，做好受检者安全保护。

三、如何配合前庭功能检查？

（一）检查前我们需要做些什么准备呢？

1. 检查前需要空腹吗？

不需要。但部分检查可能会引起眩晕，为避免出现恶心、呕吐等情况，检查前不宜吃得过饱，检查前 24 小时不饮用任何酒精性饮料。注意休息，保持充足的睡眠，避免长期熬夜，检查前避免剧烈运动。

2. 检查前吃药会影响检查吗？

要视所服药物的作用而定。一般情况下，检查前 48 小时不能服用抗抑郁药、镇静剂及前庭抑制剂，可引起类似小脑和脑干疾病的检查结果；利尿剂特别是速尿可引起一过性前庭功能低下；阿司匹林可导致假性结果。因此，检查前应咨询专业医生的意见，在医生的指导下停药。

3. 检查前我们还需要做些什么准备呢？

检查前应去除身上的钥匙、手机、发夹等附属物品；不要穿太紧身的衣服；女性受检者眼部不可以化妆，不戴美瞳，不接种睫毛，不画眼线；佩戴隐形眼镜者应取下镜片；外耳道要保持通畅、干燥。

（五）检查过程中我们应该如何配合呢？

不同的检查方法要求受检者的配合方式也不同。

1. 头位性眼震检查：受检者坐于床上，取仰卧垂头位，10 秒内无眩晕和眼震，再坐起观察 10 秒，之后受检者头侧向一方仰卧，再观察 10 秒，之后再仰卧垂头向另一个方向，继续观察 10 秒。每次变动体位、坐起、躺下等动作都需要在 3 秒内完成。

2. 冷热试验：受检者取仰卧位，头抬高 30°，不可随意改变头位和体位；每次灌注气体后需睁眼平视正前方，不可频繁眨眼；冷气温度一般为24℃，热气温度为50℃。双耳各充气2次，总共4次。每次充气都会诱发眩晕，时间不会很久，一次2～3分钟，充气停止后眩晕会慢慢消失；检查过程中，受检者应时刻保持"清醒"状态，切不可"困倦"，否则会造成检查结果的严重误判。

3. 旋转试验：受检者坐在转椅上，绑好安全带，注意在转动的过程中请勿将手伸出；戴上特制眼罩，整个检查过程是在暗室中完成，戴上眼罩后如发现有漏光，请及时提醒医生调整好眼罩，以免影响检查结果的准确性；头前倾30°，并用固定夹固定；检查会按照不同的刺激模式，时而顺时针，时而逆时针，时而双侧摆动，时而加速，时而减速，或者骤然停止。由于是通过瞳孔观察受检者的眼震动态，因此在检查过程中请全程睁大眼睛，看向前方，不要频繁眨眼或闭眼。

4. 甩头试验：受检者戴上特制的眼罩，选择一个舒适的坐姿后保持不动，眼睛盯住正前方的一个靶点，保持放松状态；检查者会用手对受检者的头部进行小幅度、快速地推动，注意甩头是一个被动的过程，在这个过程中受检者不需要做任何事，只需将眼睛尽可能睁大，保持眼睛盯紧目标就可以了。有严重颈椎病者不建议做此项检查。

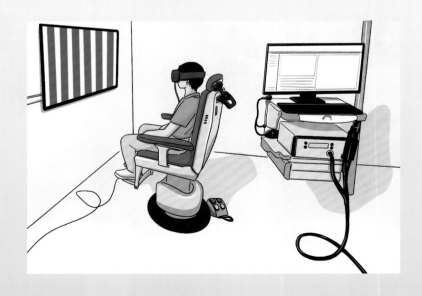

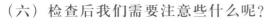

（六）检查后我们需要注意些什么呢？

因部分检查需要受检者长时间处于暗室环境中，在检查后摘下眼罩时，可先闭一会眼睛，休息一下再睁开，之后不要剧烈运动，注意休息即可。若出现因检查引起的眩晕、恶心、呕吐等不适，可适当休息，待症状缓解后再行动。

四、前庭功能检查结果通常多久可以出来呢？

检查结果受检查方法、医院、患者情况等因素影响，一般 20 ～ 30 分钟获得结果。

五、前庭功能检查结果怎么看呢？

前庭功能检查的解读一般应由专业医务人员或者具备资质的专业人员进行，判读的要点在于评估前庭功能是否存在障碍以及病变的性质、程度和部位。

（汤丰榕）

第四节 耳、鼻、喉镜检查

一、什么是耳、鼻、喉镜检查？

随着现代医疗技术的发展，内镜作为医生眼、手的延伸，已经达到了"无孔不入"的境界。通过内镜检查，可以对身体各部位的疾病进行诊断。

耳、鼻、喉镜属于内窥镜的一种，通过采用专门的内窥镜经口腔、鼻腔或其他天然孔道进入体内，对耳朵、鼻腔和咽喉进行检查的一种方法。它可以清晰地观察到病变部位的分泌物及黏膜情况，了解是否有增生、息肉及一些隐性病变，有助于及早发现和诊断相关疾病。除了能诊断疾病外，也能获取标本做病理检查，用于判断其性质并积极治疗，对耳、鼻、喉部的恶性肿瘤、鼻息肉及各类耳、鼻、喉部疾病的早期发现和诊疗具有重要意义。

二、为什么要做耳、鼻、喉镜检查呢？

1. 耳镜

因我们的肉眼不容易直接观察到外耳道和鼓膜等部位，通过耳镜，尤其是电子耳镜，因其有放大功能，可以更清晰地观察耳道和鼓膜，直接发现其异常病变。对中耳炎、鼓膜穿孔、鼓室积液、鼓膜硬化症、耳道异物等疾病有较大的临床意义。

2. 鼻镜

鼻镜视野宽、导光能力强，可以很方便地通过狭窄的鼻腔和鼻道，对鼻腔和鼻咽部甚至鼻窦内部结构进行检查，主要观察鼻道内各结构形态，如黏膜形态、分泌物性质、有无糜烂、血管是否扩张、有无新生物等。鼻镜是诊断鼻窦炎、鼻息肉的重要手段，被誉为医生的"火眼金睛"。

3. 喉镜

喉镜可弯曲、光亮度强、图像清晰度高，可从鼻子伸入，经鼻咽部到达咽喉，可对鼻咽部、咽部及喉部进行检查，有效提高咽喉部疾病的检出率。还可进行活检、声带小结或较小的声带息肉的手术治疗、取咽部异物等。它对咽喉部疾病的诊断与鉴别诊断具有重要的临床实用价值。

喉镜检查还可分为：间接喉镜（最常用、最简便）、直接喉镜、纤维喉镜以及电子喉镜（操作简便、痛苦及创伤小），应根据受检者的病情，选择合适的喉镜检查。

（一）什么情况下需要做耳、鼻、喉镜检查呢？

1. 耳镜检查

（1）出现耳部相关症状，如耳痒、耳鸣、耳闷、耳痛、听力下降、耳内异物感等。

（2）取耵聍（耳屎）、外耳道异物。

（3）取活检。

（4）鼓膜穿刺。

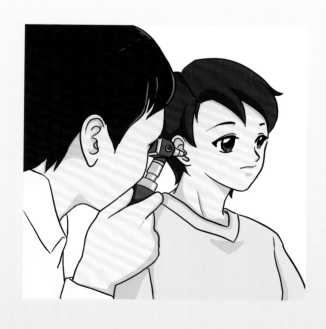

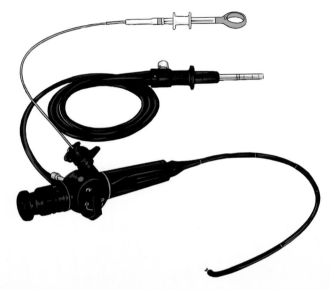

（5）外耳道用药。

2. 鼻镜检查

（1）寻找鼻出血部位，在内镜直视下止血。

（2）寻找脓性分泌物的来源。

（3）早期鼻腔、鼻咽肿瘤的定位和直视下活检。

（4）脑脊液鼻漏的瘘口定位。

3. 喉镜检查

（1）咽喉炎症、咽喉部异物、声音嘶哑、早期声带麻痹、咽喉胃酸反流、咽部异物感、吞咽困难等。

（2）鼻塞、鼻出血、鼻涕中带血、打鼾。

（3）扁桃体肥大、腺样体肥大、鼻涕倒流者。

（4）感冒、急慢性喉炎、咽炎、支气管炎。

（5）长期吸烟、酗酒或进食辛辣刺激食物出现声音嘶哑症状。

（6）教师、售货员等嗓音工作者。

（二）耳、鼻、喉镜检查需要定期做吗？

通常情况下，耳、鼻、喉镜检查不作为常规检查项目。若局部出现相关症状，想在疾病早期明确诊断和治疗，内镜检查是必要的。高危人群要重视定期随访，检查的周期一般视上次检查的结果由医生来定。

（三）什么情况下不宜做耳、鼻、喉镜检查呢？

1. 疾病处于危重期或生命在终末期。

2. 严重的心、脑、肺疾病，不能耐受检查。

3. 有严重狭窄妨碍内镜进入。

4. 患有精神疾病不能配合。

（四）哪些人群不宜做耳、鼻、喉镜检查呢？

一般来说无特殊禁忌，只要能配合检查者都可以进行，但需要注意的是，婴儿、儿童应在家人的陪同下进行检查。

（五）做耳、鼻、喉镜检查有风险吗？

1. 耳镜检查：没有风险，操作安全、简单，普通的耳鼻喉科医生都可以熟练掌握，其检查时和检查后不会出现明显的不适和并发症。

2. 鼻镜检查：没有风险，检查过程中若出现剧烈疼痛，应及时告知医生。

3. 喉镜检查：随着检查技术的不断进步，其安全性已经得到证实。但若适应证掌握不严、操作不当、受检者配合差或个别受检者体质异常，仍有出现麻醉意外、恶心呕吐、出血、感染、心脑血管意外等并发症。一旦出现需要及时进行处理，建议在正规医院选择专业医生进行喉镜检查。

（六）做鼻、喉镜检查需要住院吗？

不需要，通常情况下在门诊就可以完成检查。但如果需要进行鼻咽部组织活检，则需要根据受检者的病情严重程度和活检难度而定。

三、如何配合耳、鼻、喉镜检查？

（一）检查前我们需要做些什么准备呢？

1. 耳镜检查前我们需要做些什么准备呢？

检查前无需空腹，放松心情，注意耳部卫生，取下所有耳饰，检查前避免对耳道进行冲洗或上药，以免影响检查结果的准确性。

2. 鼻镜检查前我们需要做些什么准备呢？

（1）检查前需要空腹吗？

不需要，但不要吃得过饱。鼻镜检查常用鼻前镜，只需撑起鼻孔就行，对于是否可以吃东西无特殊要求。但当需要进行鼻腔内镜检查时，会因对鼻腔进行麻醉，而麻醉剂进入咽喉部，可使咽喉部处于麻醉状态而造成误吸的可能。避免进食辛辣刺激性食物，以免鼻腔黏膜充血、肿胀，影响检查结果。

（2）检查前吃药会影响检查吗？

若服用如抗凝类、解热镇痛类等特殊药物，应在医生的指导下停药。若鼻腔堵塞非常明显时，可提前几天使用治疗鼻炎的药物，使鼻腔局部的黏膜不再明显水肿、出血。

（3）检查前我们还需要做些什么准备呢？

检查前避免吸烟，因为香烟中含有大量的尼古丁、焦油等有害物质，可能会对鼻腔黏膜造成损伤，影响检查结果。不要佩戴隐形眼镜，以免增加眼部感染的风险。检查前需修剪鼻毛，男性需剃胡须，清理鼻腔内分泌物。放松心情，避免剧烈运动、过度劳累。

3. 喉镜检查前我们需要做些什么准备呢？

（1）检查前需要空腹吗？

需要，当然如果感觉特别饿的话，可以适量吃一些容易消化的食物，但尽量保持空腹状态下进行检查，以减轻恶心、呕吐的风险。

（2）检查前吃药会影响检查吗？

降压药及冠心病的药物可以照常吃，长期服用阿司匹林及一些血液疾病的药物，需提前告知医生。

（3）检查前我们还需要做些什么准备呢？

检查前需要保持口腔的清洁卫生，可以练习深呼吸有利于放松心情，年纪较大的受检者需要由家人陪同，以防突发状况发生。

（二）检查过程中我们应该如何配合呢？

1. 耳镜检查

（1）检查时取什么样的体位呢？

取坐位或平卧位，暴露出患侧耳部，幼儿可由家长抱在怀中并适当固定，不要随意晃动头部，以免发生意外。

（2）检查时会疼吗？

不会。检查时一般不会进行麻醉，当有部分外耳道狭窄及外耳道炎的受检者在检查中可能会感到轻微疼痛，鼓膜穿刺时可有痛感，这都属于正常现象。若在检查过程中有任何不适要及时告知医生，切莫自行转头或推镜，以防镜头划伤外耳道皮肤，甚至损伤鼓膜。

2. 鼻镜检查

（1）检查时取什么样的体位呢？

取坐位或平卧位，头部固定，正视前方，幼儿可由家长抱在怀中并加以固定。

（2）检查时会疼吗？

一般不会疼，但有些受检者会有鼻腔酸胀的感觉。在检查时会给鼻腔应用鼻腔减充血剂和表面麻醉药物，这样可以减轻痛觉并有利于内镜在鼻腔内移动。

（3）鼻子里有根管子还能呼吸吗？

此时可以张口用嘴呼吸，这样也可以防止因鼻呼吸而使镜头起雾。

（4）检查时鼻子痒痒的想打喷嚏该怎么办呢？

应及时告知医生，因鼻内镜为软管，一般不会损伤鼻腔内部。如出现了严重的头晕、心慌、发抖等症状，必要时应停止检查。

3. 喉镜检查

（1）检查时取什么样的体位呢？

取坐位或平卧仰头位，一般多采用平卧位进行检查，因平卧时更能够放松，有利于喉镜的推进。

（2）检查时会疼吗？

可以根据需要通过鼻腔或口腔进行表面麻醉，来减轻不适感。

（3）检查时我们还需要配合医生做些什么呢？

需要用鼻吸气、口呼气，并配合医生连续发出"ai"或"yi"的声音，便于观察咽喉及声带运动情况，如出现恶心，呕吐，应及时告知医生。

（三）检查后我们需要注意些什么呢？

1. 耳镜检查：检查后避免用手挖耳，防止污水进入耳内，不要游泳，定期门诊随访，有异物及时就诊。

2. 鼻镜检查：由于麻醉药物会引起鼻腔甚至咽喉部的持续麻木感，在鼻镜检查后半小时内避免进食和饮水。

3. 喉镜检查

（1）行活检或全麻者应在 4 ~ 6 小时后进半流质食物，对于活检后渗血较多者为防止出血应禁食；行黏膜表面麻醉者，检查后 1 ~ 2 小时待咽喉部麻木感消失后再进食，以免出现误吸；没有使用麻药者，检查后可正常进食饮水。

（2）只进行喉镜检查者，需监测是否有麻醉药物中毒反应；对于行活检者，需监测是否有活动性出血、呛咳、呼吸困难等，若有不适应及时就诊。

四、耳、鼻、喉镜检查报结果通常多久可以出来呢？

1. 耳镜检查：检查后医生将具体所见即刻写在受检者的病历手册上或出具电子病历。

2. 鼻、喉镜检查：一般当天就可获得结果，进行活检组织病理检查需要 5 ~ 7 个工作日出结果，具体时间需要根据自身病情和当地医院的规定而定。

五、耳、鼻、喉镜检查结果怎么看呢？

用于诊断性操作时，一般检查后能够得到初步结果，报告中会对所患疾病进行写明，但由于检查报告的专业性较强，故建议拿到结果后应尽快找医生解读，以免影响后续的治疗。需明确病变性质时，还需对咽喉部或鼻部病变取活检后进行组织病理学检查，以及结合实验室检查、影像学检查等进一步诊断。

（汤丰榕）

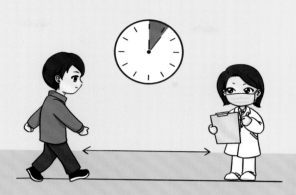

11

特殊检查

第一节　核医学检查

一、什么是核医学检查？

核医学检查又称为放射性核素显像检查，在医学之初也称为同位素检查。它是通过口服，或是静脉注射等途径，将一些能够释放出放射性的显像剂注入受检者的体内，通过组织器官代谢显像，引导医生对人体的各个器官进行观察，从而对疾病进行诊断和治疗的一种方法。

临床上最常用的核医学检查方法为发射型计算机断层显像（简称ECT）。它包括 SPECT（单光子发射型计算机断层显像）和 PET（正电子发射型计算机断层显像）。按显像的方式可分为平面显像和断层显像，静态显像和动态显像，局部显像和全身显像。

由于核医学检查利用的放射线不是来源于仪器本身，而是来自特定的显像剂，因此不同的检查项目，使用的显像剂会不同。

二、为什么要做核医学检查呢？

与超声、CT、磁共振等单纯形态结构影像相比，放射性核素显像不仅可以显示脏器或病变的位置、形态、大小等解剖学结构，更重要的是可以同时提供有关脏器和病变的血流、功能、代谢等信息，因此有助于疾病的早期诊断。现如今又将 CT 和 MRI（核磁共振）融入到了核医学科的仪器中，于是就有了 SPECT、PET/CT 和 PET-MR，使得一次检查不仅可以得到脏器功能图像，还可以很好的对病灶进行定位诊断。

核医学可以进行大脑、肺、心脏、肾脏、肝脏、胆囊、甲状腺等主要脏器功能的检查，并能早期诊断恶性肿瘤有无淋巴转移、骨转移等情况。

而 X 线、CT、MR、B 超等检查则主要通过显示器官或组织的解剖形态学结构的变化来判断疾病，尽管其分辨率很高，但不能显示功能代谢的变化。而大部分疾病都是先从功能代谢异常再发展到形态异常的，所以核医学检查较传统的影像检查能更早地发现病灶，如诊断恶性肿瘤骨转移，核医学比普通 X 线拍片可提前 3 ~ 6 个月发现病变。

（一）身体哪些部位可以做核医学检查呢？

核医学检查是所有检查项目的统称，它适用于全身各个部位。

1. 骨

骨显像又称全身骨扫描，可以检测骨组织的代谢异常，能在 X 线和 CT 检查出现异常之前显示某些骨组织病变。

2. 心肌

心肌灌注显像是通过心肌的静息和负荷显像，来了解心肌血流灌注情况，判断有没有心肌缺血、心梗等病灶。

3. 肺

肺灌注 / 通气显像，是同一部位的两个不同性质的检查项目，前者反映肺部血流灌注情况，而后者是反映肺部气道、肺泡通气情况，在临床中往往会联合应用进行疾病诊断。

4. 肾

肾显像可以评估双侧肾脏的功能，也是目前唯一的一项能评估单侧肾脏功能的检查方法。肾动态显像是监测移植肾的首选方法，同时也可用于肾积水、肾脏肿瘤、尿路梗阻、泌尿系结核等的肾功能评价，用以指导临床进行针对性治疗。

5. 甲状腺

甲状腺核素静态显像用来检查甲状腺的位置、大小以及形态等，临床上可以用于异位甲状腺的诊断、甲状腺结节功能及性质的判定、寻找甲状腺癌转移灶、甲状腺炎的辅助诊断等，尤其用在甲状腺术后评估甲状腺是否有残留。

6. 脑

PET 脑代谢显像用于诊断短暂性脑缺血发作和急性脑梗死的早期定

位、疗效评价和预后判断；认知障碍的早期诊断与病程评价；癫痫灶的定位与疗效判断；脑肿瘤的良恶性鉴别、临床分级、疗效评价、预后判断和复发或残存病灶定位；精神障碍的病因研究和临床用药方案的确定。

7. 全身 PET-CT（PET-MR）检查

帮助发现早期肿瘤，寻找原发灶及转移癌，鉴别诊断良恶性肿瘤；已知恶性肿瘤的分期；监测恶性肿瘤的疗效；肿瘤治疗后或其他影像检查发现有残留异常。探测肿瘤是否复发，选择肿瘤内最可能获得诊断信息的活检区域，指导放疗计划。

（二）什么情况下需要做核医学检查呢？需要定期做吗？

核医学检查作为一项主要用于诊断疾病的检查项目，不建议作为常规检查来做。什么情况下需要做，多少时间做一次，都需要由专业医生根据受检者的具体情况进行评估后再行决定。

（三）哪些人群不宜做核医学检查呢？

一般情况下孕妇是禁止做核医学检查的，但有时因为特殊情况，有些孕妇也需要进行核医学检查，这时就要进行一次很详尽的评估，要确保这次的核医学检查使胎儿所吸收的辐射剂量控制在安全范围内，如果超出范围那就有可能会诱发胎儿发育畸形。

对于哺乳期的妈妈来说，要根据显像剂的不同半衰期来区分，有的试剂可以暂时中断 12 小时后继续喂奶，有的试剂则需要暂时中断 3 周，这其实就相当于断奶了。如果你不是特别了解这方面，做之前一定要告知医生正处于哺乳期，以获得正确的建议。

（四）做核医学检查有风险吗？

核医学检查是一种安全无创、快速高效的检查方法。但人们往往谈"核"色变，其实它与我们所知的核武器有着本质上的区别。核医学检查中所使用的每一种核素在临床应用之前，科学家们都做过大量的实验，以确保其安全性。在实际操作中，核医学科的医生也会采取每一种可能的方法，来减少受检者接受的辐射剂量。事实上核医学检查中受检者所受到的辐射量与 X 线、CT 相当或更少，大多数放射性显像剂通常在检查后数小时，最多 1 ~ 2 天会从体内排出，不会对人体产生不良反应。

（五）做核医学检查需要住院吗？

核医学检查项目在门诊就可以完成，但有时医生也会根据受检者的身体情况和病情来决定是否需要住院观察。

三、如何配合核医学检查？

（一）检查前我们需要做些什么准备呢？

1. 为什么核医学检查不能当天做呢？

因为检查所需的特殊显像剂不能长时间储存，需要提前购置以备检查当日使用，因此通常需要提前预约检查时间。如若无法按时来检查，应提前通知核医学科，以免造成显像剂的浪费而增加额外费用。

同时，检查前核医学科的医生会根据受检者的检查项目，仔细询问受检者的身高、体重、过敏史、高血压病史、糖尿病病史、肾功能情况、是否有移植肾或马蹄肾、甲状腺功能等，了解受检者是否有骨折史、关节炎等，女性受检者询问有无怀孕、是否哺乳，以便医生判断是否适合检查。受检者在检查前需仔细阅读检查预约单上的注意事项。

2. 检查前需要空腹吗？对饮食有特殊要求吗？

大多数核医学检查前无需空腹，但个别检查项目会对饮食有特殊的要求。如心肌灌注显像检查当日需空腹或吃少量素食，检查日携带油煎鸡蛋2个、牛奶1袋等脂肪餐到核医学科；PET-CT检查前至少禁食4～6小时（但不限制饮水），糖尿病患者要在检查前将血糖调整到合适水平，检查当日需要测空腹血糖；甲状腺核素静态显像如果用放射性碘制剂作为显像剂，检查前需要空腹，并且需要限制含碘饮食（如海带、紫菜、带鱼和海鲜）一周；肾脏显像检查当日早餐进干食，自备白开水或纯净水约300毫升。

3. 检查前吃药会影响检查吗？

有些药物对个别检查项目会产生一定的影响，因此在检查前需要暂停服用。如心肌灌注显像检查前1～2日需停用扩张血管药物和β受体阻滞剂；甲状腺核素静态显像检查前禁服甲状腺素、他巴唑和硫氧嘧啶类药物；肾脏动态显像检查前三天需停服所有利尿药物；脑血流断层显像检查

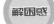

前 1 ~ 2 天尽量停服扩脑血管药。但要注意停药前一定要与专业医生沟通，并得到确认。

4. 为什么运动后不能马上做 PET-CT 呢？

这是因为有些受检者走路或是跑着到医院后，立刻给予注射药物，做完 PET-CT 后全身骨骼肌都会显影。一般情况下在注射药物后，会建议受检者安静休息，如果此时受检者频繁的走动，在等待的过程中与周围的人群交谈、思考问题都会导致相应部位的肌肉摄取药物增多，从而造成图像产生伪影，影响邻近病灶的显示，导致靶器官以及靶病灶摄取显像剂的量相对减少，从而影响检查的准确性。

5. 检查前对个人着装有什么特殊要求吗？

尽量选择宽松、舒适的衣物，尤其是女性受检者，尽量不要穿连衣裙。检查当天需去除假牙、各种首饰及金属物品（如腰带、钥匙、项链、首饰、硬币、含金属成分的胸罩等）。

另外，受检者当日有其他检查，应先于其他科室完成检查后再到核医学科进行核医学检查。

（二）检查过程中我们应该如何配合呢？

因不同的检查项目，所采用的方法不同，所花费的时间也不同，因此受检者应根据医生的要求耐心配合。

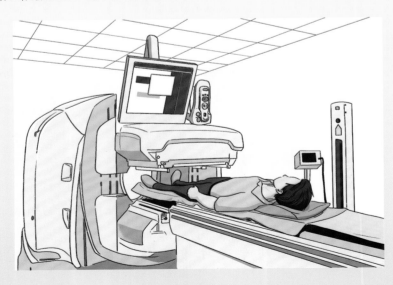

1. 骨显像

（1）静脉注射显像剂后，受检者开始饮水，成年人在注射显像剂后2小时内饮水应达到500～1000毫升，以促进放射性药物在骨骼充分吸收，同时也可以促进放射性物质从人体排出。注射后2～5小时开始采集。

（2）检查前先排净尿液，以减少膀胱内尿液对图像的干扰，注意不要让尿液污染衣物和身体。

（3）检查时仰卧于检查床上，左右肢体和躯干位置应尽量保持对称，双手五指分开平放，全身放松。

2. 心肌灌注显像

（1）静脉注射显像剂后30分钟，受检者进食牛奶或脂肪餐，以排除胆囊内放射性干扰，并在固定区域内适当活动。

（2）检查时取仰卧位，双上臂抱头并固定，检查过程中应保持体位不动，平稳呼吸，以减少因膈肌运动对心肌显像的影响，不合作的受检者可加以固定。

（3）心率变化太大或心律不齐频繁者不宜做此项检查。安装心脏起博器者应告知医生，以供影像分析参考。

3. 肺灌注显像

（1）有严重过敏者、肺功能严重受损者慎做此检查，严重肺动脉高压伴右心功能不全者、右至左心内分流的患者、肺动静脉瘘者禁忌。

（2）检查前安静平卧，予吸氧10分钟，以避免因肺血管痉挛所造成的局部肺放射性减低。

（3）静脉缓慢注射显像剂，注射后5分钟即可显像。如检查是否有肺动脉高压血流分布图像时，可采用坐位注射。

（4）采集过程中平稳呼吸，以减少呼吸运动对肺显像的干扰。配合医生口令进行体位变换。

4. 肺通气显像

（1）取卧位，检查前给予持续低流量吸氧，尽量保持氧分压正常。

（2）所用显像剂为放射性气溶胶，需使用雾化器。受检者用嘴含住口管，用鼻夹夹住鼻孔后试吸氧气和呼吸，直至适应为止。之后将气溶胶注入雾化器,受检者尽可能多地吸入气溶胶雾粒，吸入时间约为5～8分钟，以便其均匀分布在肺循环内。

（3）吸入气溶胶时应平稳呼吸，以免呼吸频率过快，使气溶胶均匀分布于末梢肺组织，减少中央气道沉积增多。减少吞咽动作，以免放射性气溶胶进入上消化道，影响显像质量。如有痰时，应咳出后再吸入雾粒。对有哮喘的受检者，必要时医生可能会在雾化剂中加入少量解痉药。

5. 肾脏动态显像

（1）检查前先排空膀胱，测量身高和体重。

（2）静脉注射显像剂，取仰卧位，探头贴紧背部，使双肾全部和膀胱暴露在探头视野内。

6. 甲状腺核素静态显像

（1）受检者去枕平卧，颈部伸展，充分暴露甲状腺部位。

（2）甲状腺癌转移灶和异位甲状腺显像一般应用 ^{131} 碘显像，空腹口服 ^{131} 碘 24 小时后进行采集，在进行 24 小时显像前需排空大便，受检者取仰卧位。

（3）妊娠、哺乳期妇女禁用 ^{131} 碘进行甲状腺显像。

7. 脑血流断层显像

（1）注射显像剂前 30 分钟至 1 小时受检者遵医嘱空腹口服过氯酸钾，以封闭甲状腺、脉络丛和鼻黏膜，减少干扰。

（2）卧床休息，保持平静，减少声、光刺激，受检者闭目并戴上黑色眼罩，用耳塞塞住外耳道口，5 分钟后由静脉注射显像剂。

（3）检查过程中受检者平卧于检查床上，头部用带子固定，保持不变直至检查完毕。

8. PET-CT 检查

（1）静脉注射显像剂后 1 小时，受检者取仰卧位，尽可能保持身体没有明显的移动，双手上举抱头。

（2）检查过程中平稳呼吸，必要时听从医生口令屏气数秒钟。

（3）有幽闭恐惧症、不能坚持双手臂上举并且平卧 15 ～ 30 分钟、情绪不稳定或急性持续痉挛者不宜做此项检查。

9. 检查过程中可以有家人陪同吗？

一般情况下检查过程中不需要陪护，特别是儿童及妊娠期的女性不能陪护受检者进行核医学诊疗。若是自愿陪护者，会受到来自受检者高于公众最低剂量的照射。陪护者不得进入注射室和机房，如需特殊陪护应及时与医生联系。

（四）检查后我们需要注意些什么呢？

检查后应多运动、多饮水，帮助放射性显像剂的排出，同时注意自己的排泄物不要污染他人。检查后，受检者就成为了一个移动的放射源，在放射性元素未完全排除时，应与他人保持一定的距离，避免到人群密集的公共场所，避免与婴幼儿或孕妇密切接触（需保持 1 米以外的距离）。注意休息，合理膳食，检查后 3 个月内注意避孕。

四、核医学检查结果通常多久可以出来呢？

检查结果的出具时间会因不同的检查项目、医院检查人数而定，通常情况下三个工作日左右会出结果。

五、核医学检查结果怎么看呢？

一份专业的核医学检查报告一般会包含很多内容，如受检者的一般信息（这是报告的基础）、受检者的检查信息（此次核医学显像检查的专业信息）、检查部位和临床初步诊断、检查后得到的影像学图像信息、影像描述（报告的核心内容，也是最为专业的一部分）、诊断意见。

作为重要的医疗文书，获取报告后应由专业医生对其进行综合分析，并根据具体情况决定治疗方案。

（张　琼）